Le guide de l'allaitement

ISBN 978-2-412-05437-6
Dépôt légal : janvier 2020
Imprimé en Espagne par Egedsa

Suivi éditorial : Caroline Kuhn-Lancelot
Conception maquette : Istria
Illustrations : Nathalie Jomard et Capucine Deslouis pp. 55, 112, 145, 146, 152 et 153
Correcteur : La Machine à Mots

Éditions First, un département d'Édi8
92, avenue de France
75013 Paris – France
Tél. : 01 44 16 09 00
E-mail : firstinfo@efirst.com
Site internet : www.editionsfirst.fr

Le guide de l'allaitement

Marjolaine Solaro
Avec Marie-Christine Bourg-Charuau, sage-femme

F1RST
ÉDITIONS

Sommaire

Introduction

Pour certaines femmes, l'allaitement n'est pas un choix, mais une évidence. Pour d'autres, l'allaitement semble mystérieux, c'est un domaine inconnu. Si l'envie est là, elle est peut-être freinée par une méconnaissance, voire une peur ou même un certain dégoût.

Nous avons voulu *Le guide de l'allaitement* comme un ouvrage simple, utilisant des mots compréhensibles. Nous l'avons voulu comme un ami qui vient faire taire les doutes et que l'on pourrait consulter à n'importe quel moment. Parce que l'une des clés d'un allaitement réussi est la confiance. Celle que la maman a en elle et en ses capacités d'allaitement, celle qu'elle a en son corps, celle qu'elle met en son bébé. Pour certaines femmes, l'allaitement constitue un lien sacré avec leur enfant que rien ne peut surpasser. Quelle que soit l'intensité d'une relation maman-bébé *via* l'allaitement, il est aussi important de ne pas surinvestir le pouvoir de l'allaitement. Si un allaitement se termine pour telle ou telle raison, cela ne remet aucunement en cause la force du lien mère-enfant. Chaque minute passée à allaiter est un plus pour bébé.

Vous êtes peut-être une future maman qui se pose des questions ou qui souhaite préparer son allaitement au mieux, vous êtes peut-être déjà très décidée à le faire ou tout à fait dans le flou, vous êtes peut-être une maman allaitante qui cherche des réponses, vous êtes peut-être aussi un papa ou futur papa curieux qui s'intéresse à l'allaitement.

Quoi qu'il en soit, ce guide est entre vos mains et il a été conçu pour vous accompagner sur ce chemin parfois sinueux mais tellement enrichissant.

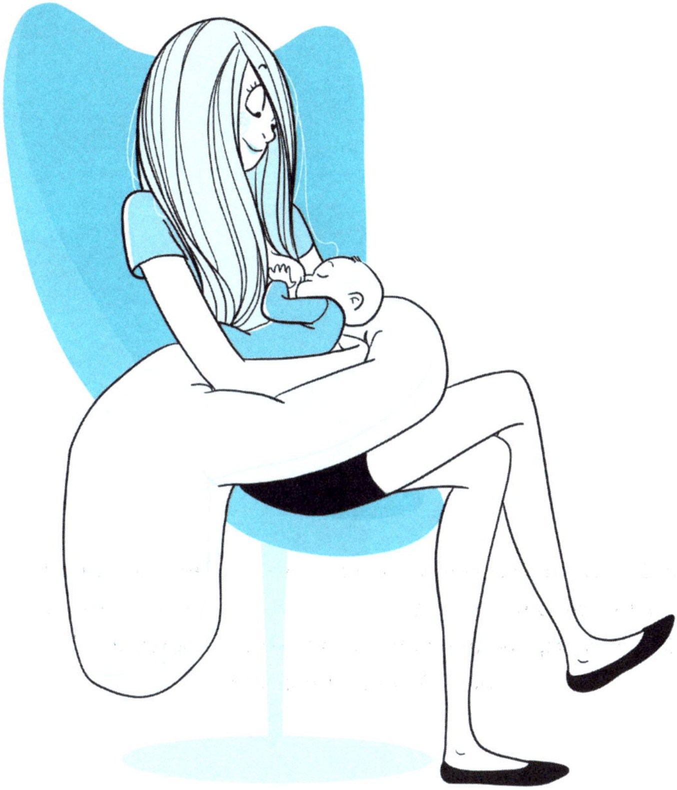

Acte 1

Démarrer son allaitement

Vous êtes motivée, vous avez très envie d'allaiter et vous allez y arriver ! La plupart du temps, ce sont les premiers jours qui sont difficiles, mais, une fois que l'allaitement est lancé sur de bons rails, c'est un vrai bonheur.

Les bases

L'allaitement, c'est une décision qui relève du champ personnel, de l'intime. C'est votre choix, nul besoin de le justifier, et cela auprès de qui que ce soit !

Si l'allaitement n'est pas forcément une évidence pour vous, cette petite liste de bonnes raisons d'allaiter pourra peut-être vous éclairer.

Si votre décision est prise, vous y découvrirez peut-être des avantages auxquels vous n'auriez pas pensé.

Et quand bien même votre décision ne serait pas encore prise le jour de la naissance, vous pourrez toujours donner la tétée de bienvenue et quelques autres à votre bébé avant de vous décider.

Les bonnes raisons d'allaiter

Évidemment, chaque femme a ses bonnes raisons d'allaiter ou de ne pas allaiter qui lui sont propres. Cette liste ne vous semblera peut-être pas 100 % vraie selon vos critères, mais il y a autant de bonnes raisons d'allaiter que de femmes...

À vous d'ajouter celles que nous aurions pu oublier en fin de liste !

- Allaiter, c'est ce qu'il y a de mieux pour la santé de votre bébé.
- Le lait maternel est le meilleur aliment pour la croissance et le développement de votre bébé. Le seul parfaitement adapté à ses besoins et sans huile de palme.
- Le lait maternel est beaucoup plus digeste que le lait artificiel et évite les problèmes d'allergie dus à certains composants du lait de vache.
- Allaiter vous permet de partager vos anticorps et vos oméga 3 avec votre bébé et de préserver au mieux sa santé.
- Allaiter permet au bébé de développer au mieux sa flore digestive (microbiote).
- Allaiter, c'est favoriser le lien mère-enfant.

- Allaiter, c'est continuer ce que votre corps a commencé durant neuf mois : nourrir seul votre bébé.
- Allaiter permet à votre utérus de retrouver sa taille et sa place plus rapidement en entraînant des contractions appelées « tranchées ».
- Allaiter peut aider à perdre en douceur les kilos pris pendant la grossesse car cela vous fait consommer plus de calories.
- Allaiter est bon pour la santé de la maman et réduit le risque de cancer du sein et des ovaires.
- Quand on allaite, le lait est toujours à température idéale, pas de risque de brûlure, pas besoin de four à micro-ondes ou de chauffe-biberon.
- Allaiter évite d'avoir à préparer un biberon au milieu de la nuit.
- Allaiter permet de partir en virée sans emporter les biberons, l'eau, le lait en poudre…
- Cela évite de paniquer parce que l'on n'a pas prévu assez de lait pour un deuxième biberon et qu'il y a des embouteillages sur la route des vacances.
- Allaiter occasionne moins de courses.
- Cela fait faire des économies puisque l'on n'achète ni lait en poudre, ni eau minérale (de l'ordre de 100 euros par mois !).
- Quand on allaite, on n'est jamais à court de lait au milieu de la nuit.
- Cela n'entraîne pas de vaisselle supplémentaire.
- Cela permet de calmer les pleurs de bébé le jour ou la nuit.
- Allaiter, c'est prendre aussi le temps de se reposer en étant installée confortablement avec son bébé, ou même en allaitant allongée.
- C'est découvrir que son corps est capable de faire de grandes choses sans même y penser.
- C'est ressentir parfois un plaisir intense à donner le sein à son bébé.

- Donner le sein est une chose assez magique et vous en avez très envie.
- C'est écologique. On n'utilise pas d'énergie ou de matières premières pour fabriquer le lait ou les biberons, pour acheminer en magasin les bouteilles d'eau, les boîtes de lait, les packs d'eau... Et on ne prend pas la voiture pour faire des courses !
- C'est zéro déchet : du producteur au consommateur, le lait maternel n'engendre pas de déchet dans votre poubelle.
- Il est sûr : il ne risque pas de « tourner » dans vos seins.
- Il prévient les hémorragies postaccouchement.

Les bienfaits de l'allaitement sont internationalement reconnus en termes de santé publique et d'économie

En 1990, l'OMS et l'Unicef ont établi la déclaration Innocenti sur la protection, la promotion et l'encouragement de l'allaitement maternel. Elle reprend les avantages liés à l'allaitement et préconise un allaitement exclusif de quatre à six mois, puis une diversification accompagnée d'un allaitement jusqu'aux 2 ans de l'enfant.

En 2005, la déclaration a été reprise et a marqué de nouveaux engagements.

La déclaration Innocenti fait référence notamment à l'initiative « Hôpital Amis des Bébés » pour tout ce qui touche à l'allaitement maternel.

Vous pouvez la consulter sur le site de l'Unicef : www.unicef.org/french/nutrition/index_24807.html

L'allaitement, comment ça marche ?

La fabrication du lait

Votre corps est programmé pour fabriquer du lait, votre sein est une véritable usine de production de lait.

Dès la grossesse, les hormones préparent votre corps à l'allaitement et vous pouvez avoir quelques gouttes de colostrum qui perlent sur le mamelon dès le deuxième trimestre. Si vous retrouvez des petites croûtes jaunes ou blanches séchées dans votre soutien-gorge, c'est certainement du colostrum.

Que cela arrive ou non ne présage en rien de la qualité de votre futur allaitement. Ces petites fuites peuvent avoir lieu puis disparaître jusqu'à la fin de la grossesse sans que cela ne soit inquiétant. Si un seul de vos seins coule, signalez-le lors de votre prochaine consultation de suivi de grossesse.

Le processus de fabrication du lait s'appelle la lactation. C'est une mécanique très complexe et sophistiquée que nous vous expliquons aussi simplement que possible ici.

La femme peut allaiter après la grossesse et pendant quelque temps après le sevrage. Le reste du temps, l'usine est en sommeil.

Contrairement à ce que l'on pensait il y a encore quelques années, de récentes études montrent que le sein est un réservoir. En fait, le lait se refabrique dans les acini presque aussitôt qu'il est bu. En revanche, les canaux ne sont pas faits pour stocker le lait. Le lait est fabriqué à la demande du bébé par le biais de la succion (sachant que le lait met entre 30 secondes et 1 minute à arriver dans la bouche du bébé).

Vous pouvez retrouver un schéma anatomique précis du sein d'après les travaux les plus récents sur le site : www.medela.fr/allaitement-pour-professionnels/recherches/anatomie-sein

La production de lait se réalise principalement grâce à deux hormones : la prolactine et l'ocytocine. Cette dernière est fabriquée dans l'hypothalamus puis envoyée vers l'hypophyse, qui la libère dans le sang. La prolactine, elle, est fabriquée directement dans l'hypophyse.

Lorsque le bébé tète ou parfois lorsque la maman entend son pleur ou sent son odeur, le cerveau reçoit l'ordre de libérer de l'ocytocine et de la prolactine. La prolactine va produire le lait et l'ocytocine va générer son éjection. La consommation de certains produits comme l'alcool peut inhiber le réflexe d'éjection. De même la fatigue, le stress, les remarques négatives des proches...

L'ocytocine, que l'on appelle aussi l'hormone du plaisir, procure un sentiment de plaisir et de détente durant les tétées. Ainsi la maman peut facilement piquer du nez après une tétée et dormir pour récupérer. C'est en tout cas ce que la nature a prévu.

L'extérieur du sein permet au bébé de boire le lait. Il est constitué de l'aréole et du mamelon (appelé aussi « téton »). L'aréole est la large zone ronde pigmentée plus foncée que la peau. Elle est recouverte de petites glandes sébacées appelées « glandes de Montgomery » qui sécrètent une substance lubrifiant le mamelon et l'aréole.

Le mamelon, qui a la forme d'une tétine, a son extrémité percée de plusieurs petites ouvertures d'où le lait va s'écouler.

Le sein est conçu essentiellement de tissus adipeux, c'est-à-dire de graisse. Il contient aussi des lobules qui sont les glandes productrices de lait. Mais, contrairement aux idées véhiculées, l'organisation interne du sein n'est pas du tout ramifiée comme les branches d'un arbre. Elle est bien plus complexe que ça : la plupart des lobules sont drainés par plusieurs canaux, certains par un seul. Parfois un lobule se draine en passant par un autre lobule (ce qui explique d'ailleurs pourquoi certaines femmes ont facilement des engorgements localisés au même endroit), bref, c'est compliqué. Les lobules sont reliés au mamelon par un réseau de canaux galactophores.

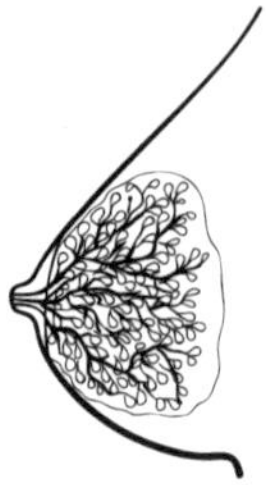

Le sein produit du lait à partir de l'eau et des nutriments récupérés dans la circulation sanguine. Le lait est stocké dans les lobules jusqu'à ce que l'ocytocine commande le réflexe d'éjection du lait. Les lobules se contractent et éjectent le lait *via* les canaux galactophores.

Le bébé qui tète va en même temps recevoir le lait et « faire sa commande ».

Le lait maternel

Le colostrum

Les premiers jours de sa vie, votre bébé va téter ce lait jaune orangé très concentré. Il est riche en protéines, en sels minéraux et en anticorps. Il protège votre bébé contre les bactéries. Il favorise également la bonne mise en place de la flore intestinale. Aucun lait artificiel ne peut pour le moment s'approcher de ses qualités de protection. Il est parfaitement adapté au nouveau-né et très facilement assimilable.

Le lait mature

Après la montée de lait (vers le 4e-5e jour), le lait maternel trouve rapidement sa composition. Il est blanc, bleuté et moins épais que du lait de vache.

Il est composé d'eau, de glucides, de lipides, de protéines et de micronutriments. Les travaux de Ramsay et Hartmann (2005) ont permis de faire évoluer les connaissances et ont coupé court à l'idée que le lait était « dilué » au début, puis riche en protéines, avec les graisses à la fin. Mais sa composition est tellement variable qu'on ne peut même pas en préciser la teneur. Tout ce qu'on peut affirmer, c'est qu'elle s'adapte parfaitement aux besoins de l'enfant et en fonction de son âge et du moment de la journée. Par exemple, au bout de quelques semaines, on atteint le volume maximum de lait produit par jour, mais la valeur calorique est capable de varier dans ce volume en fonction des besoins de l'enfant.

Pour prévenir un risque hémorragique rare, tous les nouveau-nés doivent recevoir de la vitamine K dès la naissance et à 1 mois (au lieu d'une dose toutes les semaines pendant toute la durée de l'allaitement auparavant).

Les on-dit de l'allaitement : vrai ou faux ?

Entre rumeurs et on-dit, l'allaitement est bien souvent associé à des jugements définitifs en sa défaveur. Pourtant, il s'agit en général de croyances fausses. Petit point avant d'entrer dans le vif du sujet.

Allaiter, ça abîme les seins.

Plutôt faux. Ce sont les changements de volume qui vont surtout laisser des traces (vergetures, peau détendue) particulièrement quand ils se font de manière brutale. C'est donc plus la grossesse et les changements qu'elle entraîne qui sont responsables de la modification de l'apparence de la poitrine. L'allaitement aide plutôt vos seins à retrouver leur taille de manière progressive lors du sevrage. Pensez à porter un soutien-gorge jour et nuit pour bien soutenir le poids de vos seins dans les premiers jours de l'allaitement, durant la montée laiteuse et tant qu'ils sont « lourds ».

Allaiter, ça fatigue.

Faux. C'est être maman d'un nouveau-né qui est fatigant ! Que vous allaitiez ou que vous donniez le biberon, il faut de toute manière se lever la nuit et votre corps a besoin de récupérer après neuf mois de grossesse. Si vous piquez du nez en fin de tétée, c'est parce que les hormones libérées vous incitent à vous reposer. Une sorte de garde-fou bien utile quand on veut en faire trop !

En ce qui concerne les nuits, certains bébés allaités dorment d'une traite au bout de quelques jours et d'autres peut-être pas pendant plusieurs mois, sans que cela ne s'améliore en les passant au biberon.

D'ailleurs, vous pouvez profiter de l'allaitement pour faire quelques tétées allongées, la nuit et/ou le jour. Ce qui n'est pas trop possible avec les biberons.

Allaiter, ça fait maigrir.

Vrai et faux. Si certaines vont perdre du poids (exceptionnellement de manière excessive) durant l'allaitement, d'autres vont avoir tendance à stocker et ne perdront ensuite qu'au sevrage. Sachez qu'il n'est pas forcément souhaitable de trop perdre de poids pendant l'allaitement car cela signifie que vous êtes en train de puiser dans vos réserves.

Allaiter, ça empêche le papa de nouer une relation solide avec son bébé.

Faux et nombreux sont les papas qui peuvent en témoigner. Il y a mille autres choses au-delà de donner le biberon qui permettent de créer une relation forte.

Allaiter, ça fait mal.

Faux et ultrafaux ! Allaiter ne doit pas faire mal. S'il y a des douleurs, il y a un souci et il faut absolument chercher une solution. Ne laissez pas une douleur s'installer plus de 24-48 heures, au risque que cette incommodité devienne compliquée à régler.

Mes seins sont trop petits pour allaiter.

Faux. La taille des seins n'est aucunement en lien avec la capacité de votre corps à produire du lait. Ce qui fait la différence de volume, c'est surtout la quantité de masse grasse dans le sein (excusez le manque de glamour).

Les mots magiques

Voilà quelques mots que nous vous répéterons tout au long de ce livre. Ces notions sont les clés d'un allaitement réussi. En cas de « coup de mou », relisez-les et faites en sorte de les mettre en œuvre.

Confiance
En vous, en votre corps, en votre bébé.

Repos
Votre corps a besoin de se reposer pour produire du lait dans les meilleures conditions.

Un bébé reposé a l'énergie pour téter.

Fusion
Nécessaire entre la maman et le bébé les premières semaines pour permettre à l'allaitement de se mettre en place.

À la demande
Oubliez votre montre et regardez votre bébé. Une fois mis en route, l'allaitement à la demande, c'est aussi simple que ça.

On n'a pas assez de lait pour allaiter dans ma famille.

Faux. À part quelques cas exceptionnels, chaque femme peut produire la quantité de lait suffisante pour son ou ses bébés. En allaitant à la demande (et aux signes d'éveil les premiers temps), vous aurez de quoi nourrir votre bébé. Faites-vous confiance, et faites-lui confiance.

Allaiter, c'est un moyen de contraception.

Vrai et faux. En suivant la méthode MAMA, l'allaitement peut être considéré comme un moyen de contraception mais en respectant scrupuleusement ses règles et pendant les six premiers mois. Ne considérez pas l'allaitement comme un moyen de contraception (voir page 179).

Bien préparer son allaitement

Pourquoi les débuts sont-ils si difficiles ? Certaines mamans manquent d'informations et de confiance en elles. Alors qu'elles ont tout ce qu'il faut pour allaiter, elles se laissent submerger par les angoisses transmises par le corps médical, leur famille, leur belle-famille, leurs copines qui trouvent que la prise de poids n'est pas assez rapide ou qui pensent que le bébé ne fera pas ses nuits de sitôt. Elles peuvent aussi souffrir parce que leur bébé prend mal le sein. La fatigue et la douleur peuvent alors sembler insurmontables et conduire à abandonner l'allaitement. Ce que l'on ne connaît pas, ce que l'on ne maîtrise pas peut faire peur et la peur est une mauvaise amie en ce qui concerne l'allaitement (et la maternité en général d'ailleurs).

Voilà pourquoi il est capital de savoir à quoi s'attendre et d'avoir quelques astuces sous la main pour passer au mieux ce cap des premiers jours. Il est également important d'avoir une ou plusieurs personnes de confiance vers qui se tourner pour obtenir des conseils quand les difficultés surgissent.

Mettez tous les atouts de votre côté et lisez ce chapitre avant d'accoucher afin de reconnaître les situations « à risques » quand vous en rencontrerez une. Vous saurez alors comment la gérer au mieux et vous passerez l'épreuve avec succès.

Si parfois la situation vous donne envie de laisser tomber, n'hésitez pas à contacter votre sage-femme ou une consultante en lactation.

Et souvenez-vous, si les débuts sont parfois un peu chaotiques, la suite de l'allaitement se déroule sans encombre ! La fierté d'avoir passé un cap difficile vous fera apprécier encore plus la simplicité d'un allaitement mis en place.

S'informer

Quel est donc le meilleur moyen de se renseigner sur l'allaitement ? Les cours de préparation à l'accouchement pardi ! Durant ces cours, vous êtes face à une sage-femme qui a souvent plus le temps pour discuter du sujet que la personne chargée de votre suivi de grossesse. Et en termes d'allaitement comme en termes de grossesse, il n'y a pas de question bête. Bien souvent, un cours est même dédié à l'allaitement. Ce cours vous offre la possibilité de poser toutes les questions qui vous trottent dans la tête. Est-ce qu'avoir des petits seins fait que l'on a moins de lait ? Est-ce que je peux manquer de lait ? Est-ce que je vais avoir mal ? Vous devez vous sentir libre de formuler vos questions et vos angoisses. La sage-femme est là pour ça. Si le cours se passe en tête à tête, cela peut être plus facile, mais s'il s'agit de cours en groupe, vous profitez aussi des questions posées par les autres futures mamans auxquelles vous n'auriez peut-être pas pensé.

De nos jours, il est extrêmement facile d'avoir accès à des informations de qualité sur l'allaitement. Vous avez ce livre entre les mains, c'est déjà une très bonne chose. N'hésitez pas à en lire d'autres si besoin. Préférez des ouvrages récents car l'allaitement est un domaine où les recherches, les découvertes et les préconisations évoluent sans cesse.

Si vous cherchez des informations sur Internet, vous trouverez également des sites proallaitement parfaitement bien documentés. Prenez en revanche quelque peu vos distances avec les groupes et les forums autour de l'allaitement où toutes les informations ne sont pas forcément vérifiées. Ces groupes peuvent effectivement être un très bon soutien moral et être source de bonnes astuces, mais les dérives sont rapides quand on aborde les questions d'ordre médical. Ne prenez par exemple jamais un traitement qui aurait été prescrit à une autre maman allaitante sans avoir reçu un avis médical. Certains de ces groupes peuvent également être un peu oppressants ou culpabilisants si vous n'êtes pas dans le même mode de pensée. Prenez le temps de parcourir les différents sujets et commentaires postés dans différents groupes avant de vous engager dans l'un d'eux.

Être prête à entendre tout et son contraire

Il y a quelque chose d'assez étonnant pour une jeune maman qui allaite ou qui compte allaiter : c'est le nombre de fois où elle entendra une chose et son contraire en ce qui concerne l'allaitement. Alors que les messages de santé publique sont clairs (l'allaitement est ce qu'il y a de meilleur, il faut favoriser l'allaitement en soutenant les jeunes mamans...), le personnel médical semble parfois appliquer les consignes et les préconisations de façon complètement anarchique. Parfois dans la même journée, une sage-femme du service de suites de couches viendra vous dire qu'il faut réveiller votre bébé toutes les trois heures pour qu'il mange. Quand l'équipe suivante arrivera, la sage-femme de garde vous assurera que vous pouvez laisser votre bébé sans téter durant six heures. De quoi perdre la tête et perdre confiance...

Fiez-vous à vous-même. C'est difficile, extrêmement difficile de se faire confiance surtout s'il s'agit d'un premier bébé et que l'on n'a jamais allaité avant. Pourtant, c'est vous la maman et personne n'est mieux placé que vous pour savoir ce qui est bon pour votre bébé. Faites confiance à votre bon sens, faites confiance à vos instincts. Regardez votre bébé et agissez en conséquence. N'oubliez pas que vous connaissez votre bébé depuis bien longtemps, avant même sa naissance.

Les premiers pas

Vous vous sentirez peut-être maladroite ou cela vous semblera évident mais ne vous mettez pas la pression. L'allaitement maternel va faire partie des premiers gestes que vous effectuerez pour prendre soin de votre nouveau-né et de vos premiers pas de maman. Ayez confiance en vous.

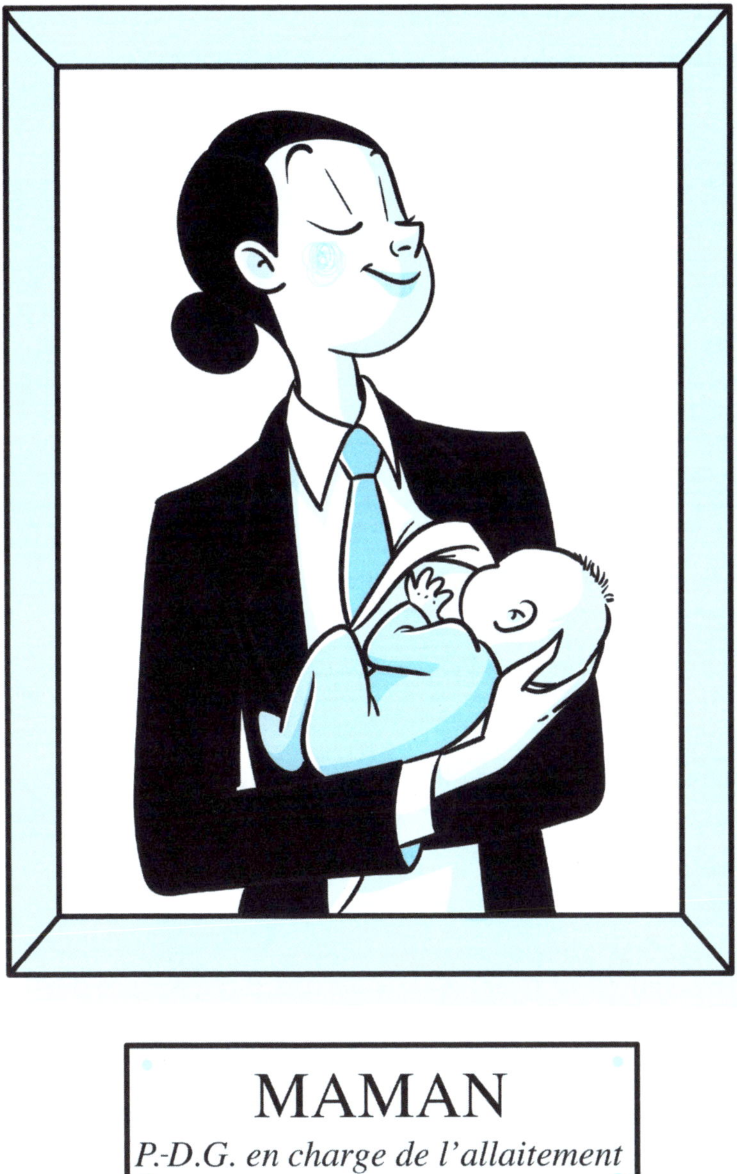
MAMAN
P.-D.G. en charge de l'allaitement

L'allaitement à la demande

La seule et unique règle à respecter pour bien lancer son allaitement est celle de l'allaitement à la demande. Il y a encore quelques années, l'allaitement se faisait selon des règles strictes. On réveille bébé toutes les quatre heures pour qu'il mange, pour le « rythmer », on supprime les tétées de nuit une fois que le bébé a trois mois car il n'en a plus besoin, etc. Ouf, ce temps est révolu, on allaite désormais à la demande, même si votre belle-mère ou votre voisine trouve que c'est une hérésie.

Allaiter à la demande signifie proposer le sein à son bébé à chaque fois qu'il est en demande. Mais attention, la demande peut se traduire les premiers jours par des signes de faim, mais également par des signes d'éveil.

Les signes d'éveil et de faim :

- Le bébé ouvre les yeux.
- Il enfouit son nez dans votre décolleté ou dans celui de la personne qui le porte, en cherchant à téter.
- Il pleure.
- Il crie.
- Il miaule.
- Il ouvre la bouche comme s'il cherchait à téter.
- Il s'agite dans son sommeil.

Proposez le sein à chacun de ces moments sans regarder votre montre.

Durant toute sa durée, l'allaitement sera à la demande. Certaines journées, votre bébé tétera plus de dix fois, d'autres jours seulement sept fois suivant ses besoins et suivant la nécessité de stimuler ou non votre lactation. Plus votre enfant grandira, plus un rythme se dessinera même si cela est très variable selon les couples maman-bébé.

Ne regardez pas combien de temps s'est écoulé entre deux tétées même si vous trouvez qu'il demande trop souvent. Un bébé qui vient de naître a un tout petit estomac et le lait maternel se digère rapidement, en une heure. Gardez aussi en tête que toutes les tétées ne sont pas forcément alimentaires et que votre bébé ne tète pas seulement parce qu'il a faim de lait. Il peut aussi « avoir faim » de câlin ou d'assurance, avoir envie d'apaiser un besoin de succion...

La première tétée

Alors qu'elle vous installe en salle de naissance avant le grand moment, profitez-en pour discuter un peu avec la sage-femme qui vous assiste. Expliquez-lui que vous souhaitez allaiter votre bébé et que vous aimeriez le mettre au sein dès qu'il sera prêt à téter. Les réflexes de succion et de fouissement (quand le bébé enfouit son nez cherchant l'odeur du sein) sont les plus forts dans les deux heures qui suivent la naissance ; il faut profiter de cette période pour mettre toutes les chances de votre côté. Ensuite, ces réflexes diminuent pour redevenir plus forts dans les deux jours suivants. Il n'est pas rare de voir certains bébés à peine sortis du ventre de leur mère ramper jusqu'au sein qu'ils vont attraper goulûment ! De plus, après ce laps de temps de deux heures, le bébé peut se trouver en hypoglycémie et on lui donnerait alors un biberon d'eau sucrée, cela serait vraiment très dommage.

Une fois votre bébé né, demandez donc à le mettre au sein si on ne vous le propose pas et si vous voyez qu'il commence à manifester l'envie de téter. Cela fera partie des premières décisions que vous aurez à prendre en tant que maman et votre compagnon peut vous assister en allant chercher la sage-femme par exemple. Elle pourra vous aider à trouver la bonne position si besoin. Si vous vous retrouvez seule en salle d'accouchement car votre équipe est occupée ailleurs et que l'on ne vous a pas donné de consignes contraires, proposez votre sein pour la tétée d'accueil. Vous serez étonnée par la force et la concentration que votre bébé pourra démontrer à ce moment-là.

Prenez votre temps pour cette première tétée. Installez-vous semi-allongée, comme dans un transat, et collez votre bébé bien contre vous, nombril contre nombril. Approchez votre bébé de votre sein en lui caressant le menton pour stimuler l'ouverture de sa bouche. Laissez-le respirer votre odeur, il sait instinctivement que c'est bon pour lui.

En donnant cette première tétée, vous offrez à votre bébé une merveilleuse chose : le colostrum. Le colostrum est le premier lait sécrété par vos seins après l'accouchement et pendant environ trois jours. Il est épais et jaune orange. Il fournit à votre bébé des nutriments parfaitement adaptés à ses besoins qu'il va assimiler facilement, des anticorps qui vont le protéger. Il va également favoriser le développement de sa flore et de sa muqueuse intestinales.

On appelle parfois le colostrum « l'or liquide » pour toutes ses propriétés et parce que aucun aliment naturel ou de synthèse ne peut être équivalent pour le nouveau-né. Oui, vous êtes la seule à pouvoir produire ce colostrum parfaitement adapté à votre enfant. Quel superpouvoir !

Cette tétée rapide après la naissance présente également un avantage pour vous puisqu'elle vous aide à expulser plus rapidement le placenta en induisant les contractions. C'est ce que l'on appelle la délivrance.

Le plus de la sage-femme

Pour cette première tétée en salle de naissance, laissez faire votre bébé à son rythme. Certains rampent vigoureusement pour venir jusqu'au sein et tètent avec énergie, d'autres viennent poser leur petite tête sur le sein et semblent s'y endormir, ou bien lèchent le sein, mais sans vraiment téter : ils ont peut-être besoin d'un petit temps de repos après tout ce qu'ils viennent de vivre. Ne soyez pas inquiète, votre bébé sait faire, mais ce n'est juste pas encore le moment pour lui.

L'allaitement à la maternité

Que vous soyez dans une clinique ou dans un hôpital, votre allaitement peut être parfaitement pris en charge ou complètement saboté. Il y a malheureusement de vraies inégalités de formation ou d'ouverture au sujet selon les services.

En France, il existe le label « Hôpital Amis des Bébés » qui regroupe les établissements qui ont une politique visant à favoriser l'allaitement (voir encadré en page 28).

Les témoignages de mamans mal conseillées à la maternité en termes d'allaitement sont malheureusement légion et ne peuvent être ignorés. Il y a un vrai souci en France dans les services de suites de couches et, même si certaines équipes sont tout à fait formidables, d'autres, en mettant la pression inutilement sur les jeunes mamans ou en appliquant des méthodes à l'ancienne, ruinent des allaitements. Ne vous laissez pas déstabiliser.

S.O.S Allaitement

Ce service est là pour donner les (bons !) conseils sur l'allaitement aux heures où votre médecin ou votre sage-femme n'est pas forcément disponible ni joignable. Vous pouvez les contacter au 0 800 400 412 (lun.-ven. 19 h-22 h, week-ends et jours fériés 10 h-20 h).

Pour bien démarrer votre allaitement :

- Installez-vous confortablement quand vous donnez le sein.
- Déshabillez un peu votre bébé et enlevez-lui son bonnet et sa turbulette pour qu'il soit bien éveillé et qu'il n'ait pas trop chaud. Boire au sein lui demande un gros effort et le réchauffe vite !
- Proposez fréquemment le sein aux signes d'éveil. Quelques minutes par-ci par-là stimulent votre lactation.

- Proposez les deux seins au début pour bien stimuler votre lactation.
- Ne vous inquiétez pas de la brièveté des tétées au début. Le colostrum étant très nourrissant, il n'a pas besoin d'en prendre beaucoup et une tétée de cinq minutes peut suffire. N'oubliez pas que l'estomac d'un bébé qui vient de naître est de la taille d'une noix, donc une ou deux cuillères à café de colostrum suffiront à le rassasier.
- Prenez votre bébé dans vos bras et mettez-le au sein s'il s'est écoulé plus de trois à quatre heures depuis la dernière tétée. Stimulez votre bébé s'il s'endort durant une tétée pour voir s'il tète encore un peu. Pour cela, frottez-lui l'arrière du crâne en rond.
- Faites du peau à peau autant que vous le pouvez.
- Buvez à votre soif et prévoyez toujours un verre d'eau à vos côtés quand vous donnez le sein. Allaiter donne soif !
- Prenez soin de vos seins ! Après chaque tétée, faites perler une goutte de lait et étalez-la comme une crème sur votre mamelon. Le lait maternel a de grands pouvoirs hydratants, cicatrisants et antiseptiques.
- Si vous avez mal, ce n'est pas normal, demandez à une sage-femme ou à une puéricultrice de vérifier la position de votre bébé pendant qu'il tète.

Initiative « Hôpital Amis des Bébés »

En juin 2019, on enregistre 40 services labélisés **« Hôpital Amis des Bébés »**. Cela implique 58 000 naissances par an, soit 7 % des naissances. Mention très bien pour le département du Nord qui compte à lui seul 10 maternités labélisées !

Pour en savoir plus, vous pouvez consulter le site www.amis-des-bebes.fr

Les bonnes pratiques

Pour mettre toutes les chances de votre côté pour votre allaitement, voici quelques repères si vous en avez besoin. Ne restez pas bloquée sur ce que l'on vous dit ou sur ce que vous lisez, adaptez votre allaitement à votre bébé.

La durée des tétées

Il n'y a pas de durée idéale ou précise. Si les tétées sont plus fréquentes, elles sont plus courtes. En revanche, un bébé qui tète quatre ou cinq fois par jour peut téter plus longtemps.

Chaque bébé a son propre rythme. La fourchette moyenne va de 10 à 30-45 minutes. Après 45 minutes, on peut considérer qu'il n'y a plus d'apports nutritifs et que la tétée est un peu longue. Certains bébés qui tètent très efficacement vont bénéficier de tous les composants du lait en une dizaine de minutes, mais d'autres vont mettre plus de temps pour recevoir tout ce dont ils ont besoin.

Tant que votre bébé mange, tant qu'il est bien positionné, laissele au sein. Vérifiez qu'il ne tétouille pas et qu'il déglutit bien. Si votre bébé tète un peu plus vite sans déglutir, la bouche non ventousée au sein ou qu'il recrache discrètement le lait qu'il a dans la bouche, il tète alors juste pour le plaisir. Ne le laissez pas jouer trop longtemps car il pourrait irriter vos bouts de sein.

N'oubliez pas la règle principale : faites confiance à votre bébé.

La bonne prise du sein

Une bonne prise du sein est la clé pour un allaitement réussi. Un bébé qui prend bien le sein a une succion efficace et ne risque pas de créer de crevasse. La tétée ne doit pas faire mal s'il y a une douleur, c'est certainement que le bébé n'a pas réussi à suffisamment prendre le sein en bouche.

Pour commencer, installez-vous confortablement et placez le bébé face à vous, nombril contre nombril. Voir également les positions pour allaiter, pages 31-32.

Une bonne prise du sein se reconnaît à :

- la grande ouverture de la bouche avant la prise ;
- la langue qui forme une petite gouttière qui sort légèrement ;
- les lèvres bien retroussées qui font ventouse sur votre sein ;
- la bouche qui englobe une grande partie de l'aréole ;
- la position asymétrique de la bouche au sein (la lèvre inférieure prend un peu plus l'aréole que la lèvre supérieure) ;
- le menton qui est collé au sein ;
- le nez qui est légèrement décollé du sein ;
- la tête qui est un peu penchée vers l'arrière.

Pour aider votre bébé à bien prendre le sein, vous pouvez :

- lui chatouiller le menton avec un doigt pour qu'il ouvre grand la bouche ;
- faire perler une goutte de lait, lui faire sentir et la déposer sur ses lèvres ;
- prendre votre sein en main et, en pressant doucement l'aréole, l'approcher de sa lèvre inférieure (comme quand on s'apprête à croquer dans un hamburger).

Pour lui faire lâcher le sein sans abîmer votre mamelon, tirez légèrement sur son menton pour lui faire entrouvrir la bouche et reculez. Si cela ne fonctionne pas, introduisez le petit doigt dans sa bouche pour faire un appel d'air.

Les positions pour allaiter

Si vous éprouvez quelques difficultés, n'hésitez pas à tester différentes positions. Le principal est que votre bébé soit bien proche de vous, la bouche grande ouverte avec le mamelon qui entre largement dans sa bouche. Vous pouvez essayer tout ce qui vous semble possible. Aidez-vous d'un coussin classique ou d'un coussin d'allaitement pour être le plus à l'aise possible.

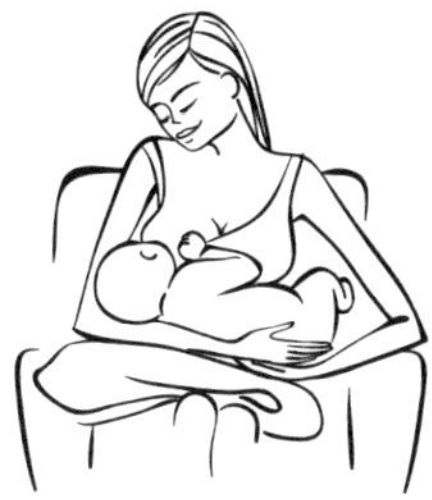

- **La madone** (ou « berceuse ») : c'est la position la plus courante, le bébé tète à un sein, le corps enroulé autour de votre taille, porté par la main du même côté que le sein tété.

- **La madone inversée** : c'est la même position que la précédente, mais le bébé est porté par la main opposée. C'est une position plus facile car la main du côté du sein tété est libre et peut donc mieux guider la mise en bouche.

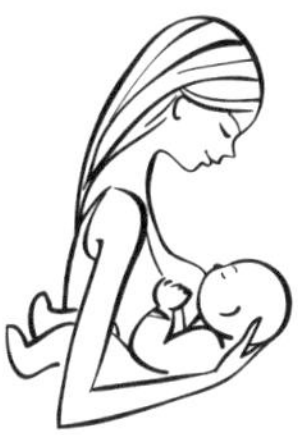

- **Ballon de rugby** : glissez votre bébé sous votre aisselle pour qu'il prenne le sein dans le sens inverse de la madone.

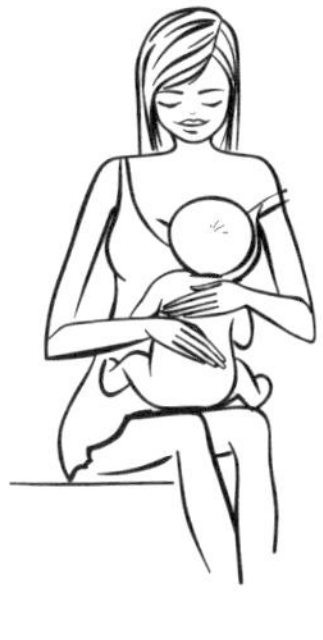

- **À califourchon** : face à vous, le bébé tète assis et bien redressé. Cela peut aider notamment pendant les coliques, ou s'il a tendance à régurgiter.

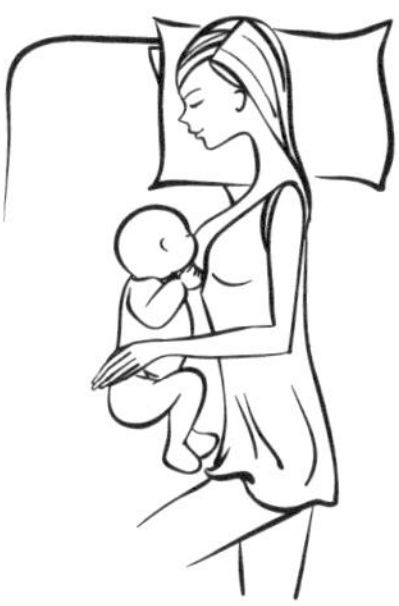

- **Allongée sur le côté** : votre bébé est également allongé sur le côté face à vous.

- ***Le Biological Nurturing*** : inclinez-vous vers l'arrière comme dans un transat. Mettez le bébé en peau à peau à plat ventre sur vous, et laissez votre bébé mettre ses mains de chaque côté et téter. Dans cette position imaginée par une sage-femme américaine travaillant en Angleterre, Suzanne Colson, les réflexes du bébé aident à l'allaitement.

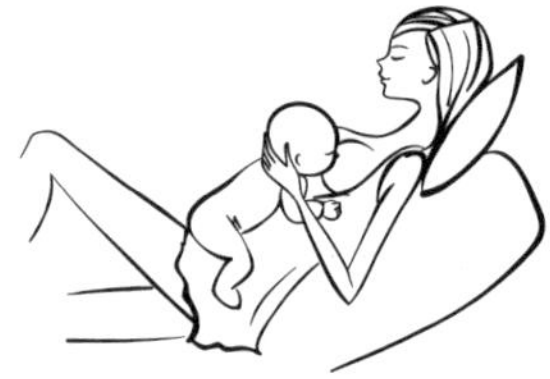

Varier les positions permet d'en trouver une moins douloureuse ou plus confortable, ça permet aussi de favoriser, si besoin, la vidange du sein (le quadrant qui se trouve en face du menton du bébé).

N'hésitez pas à vous rendre sur le site de la Leche League (voir annuaire, page 222) pour en savoir plus et découvrir d'autres positions : www.lllfrance.org

Les difficultés éventuelles

Tout n'est pas rose et paillettes dans l'allaitement et les débuts sont très classiquement émaillés par des petites difficultés. Bien identifier ces petites galères, c'est pouvoir les régler au plus vite. Soyez attentive et réactive.

Les tranchées

Les tranchées durent en moyenne trois jours, juste après l'accouchement.

Il s'agit en fait de contractions qui aident votre utérus à reprendre sa place et sa taille originales. Arrivé à la taille d'une pastèque en fin de grossesse, il doit reprendre la taille d'un œuf de poule !

Pour un premier bébé, les tranchées peuvent être assez discrètes. Ces contractions sont également déclenchées quand vous mettez votre bébé au sein, ce qui permet à votre utérus de reprendre ses dimensions normales plus rapidement. Plus vous avez d'enfants, plus la douleur des tranchées est intense. Aïe...

Le plus de la sage-femme

Pensez à l'homéopathie pour vous soulager si les tranchées sont vraiment trop fortes le premier jour, en particulier Chamomilla en 7 ou en 9CH : trois granules avant une tétée tant que les tranchées font mal.

Comment savoir si bébé prend assez de lait ?

Il suffit de regarder ses couches ! Un bébé qui prend assez de lait mouille au grand minimum cinq ou six couches par jour (pipi et/ou selles), souvent plus. Ensuite, regardez votre bébé. S'il tète efficacement au moins six à huit fois par jour les quatre premières semaines, qu'il est repu, c'est-à-dire que son visage est détendu, qu'il garde la bouche ouverte avec éventuellement un peu de lait qui perle au coin de ses lèvres, s'il s'endort ou s'il est paisible après la tétée, c'est qu'il prend ce qu'il lui faut !

Les compléments de lait artificiel

Voilà l'ennemi numéro 1 des allaitements. Le complément de lait est le meilleur moyen de saboter un allaitement. On le propose en général à la maternité parce que le bébé ne prend pas de poids ou qu'il en perd. Au lieu d'accompagner la maman et de l'inviter à allaiter plus, au lieu de vérifier que le bébé tète efficacement, on propose un complément de lait artificiel pour que la prise de poids se fasse plus vite. Or chaque complément de lait donné entraînera une baisse de la stimulation de la sécrétion lactée (et modifie le microbiote du bébé pendant 7 jours !) et fera rentrer le couple maman-bébé dans une spirale infernale : plus on donne de complément, moins la maman produit de lait, plus il faut donner de complément, etc.

La balance est souvent redoutée dans les maternités car leur verdict tombe comme un couperet : « Votre bébé a perdu tant de grammes, il faut lui donner un complément. »

Le plus de la sage-femme

Tous les bébés perdent du poids les premiers jours. Tous, sans exception. Et c'est normal. La pesée que l'on fait chaque jour à la maternité permet de mesurer cette perte de poids et de s'assurer qu'elle n'est pas excessive (moins de 10 %) : par exemple, un bébé né à 3 kg peut très bien peser 2,8 kg au bout de deux jours et c'est tout à fait normal. Attendez-vous à cela. Mais le pédiatre ne peut donner le feu vert pour rentrer à la maison que si le bébé a repris au moins 10 ou 20 g, d'où l'empressement parfois à donner des biberons de complément. Dans ce cas, essayez de négocier un sursis et mettez les bouchées doubles, si j'ose dire…

- **Faites un allaitement intensif : proposez le sein dès que votre enfant a un œil ouvert, 5 minutes par-ci, 5 minutes par-là, toutes les heures s'il veut bien.**
- **Donnez si possible les deux seins à chaque tétée, alternez-les même plusieurs fois au cours de la même tétée si votre bébé a tendance à s'endormir au bout de quelques minutes.**
- **Si vous ne pouvez pas éviter le complément de lait artificiel, pas de panique, mais essayez de lui donner à la tasse, à la petite cuillère ou à la paille.**
- **S'il doit quand même avoir un biberon, ce n'est pas forcément une catastrophe. Il faudra bien le guider pour le positionnement de sa bouche sur le sein et bien l'encourager pour les tétées suivantes.**
- **Enfin, proposez toujours le sein en premier plutôt que le complément.**
- **Une dernière chose : entourez-vous de personnes positives et encourageantes, et « interdisez » momentanément les visites à celles qui vont vous faire douter de votre capacité à nourrir votre enfant !**

De retour à la maison

Le retour à la maison va vous permettre de vous reposer vraiment et de vivre au rythme de votre bébé pour lancer votre allaitement sur de bons rails. Tant que vous êtes à la maternité, il est en effet difficile de se reposer entre le va-et-vient du personnel, les visites, les bruits des voisines... Rentrer chez soi, cela fait du bien même si cela peut faire un peu peur !

Trouver ses marques

Ne soyez pas effrayée de vous retrouver en tête à tête avec le bébé ou en trio avec le papa. Vous êtes ses parents, personne n'est mieux placé que vous pour savoir comment prendre soin de lui.

Le plus de la sage-femme

Avec le système PRADO (Programme d'accompagnement au retour à domicile) mis en place par la CPAM, on vous proposera le passage d'une sage-femme libérale ou de la PMI à la maison. Cela peut être rassurant et permettre une transition plus douce.
Si vous voulez organiser ces visites de façon plus autonome, vous pouvez le faire en amont avec votre sage-femme de la Préparation à la naissance ou contacter une sage-femme libérale proche de chez vous, quelques semaines avant l'accouchement.
Renseignez-vous sur : www.ameli.fr

En ce qui concerne l'allaitement, vous allez pouvoir passer les premières semaines de votre congé maternité à le mettre en place. Un bébé va téter entre 8 à 12 fois par jour en moyenne les quinze premiers jours. Si vous continuez à répondre aux signes de faim et d'éveil sans regarder votre montre et sans chercher à imposer un rythme à votre bébé, votre production lactée va se mettre en place de manière idéale et mener à la montée de lait en général le 3e ou le 4e jour après la naissance. Il s'agit d'un petit cap à passer, mais en suivant les conseils suivants, vous vous en sortirez à merveille !

Pendant les quatre premières semaines, restez avec votre bébé, profitez au maximum du peau à peau et donnez-lui exclusivement le sein. Vous pouvez être tentée de tirer votre lait pour faire une nuit complète et faire donner un biberon par le papa. Effectivement, c'est assez tentant mais en faisant ça, vous prenez le risque d'une confusion sein-tétine (voir page 150) et vous mettez en péril votre lactation. Cela peut fort bien marcher pour certaines et être très problématique pour d'autres.

Le plus de la sage-femme

Si cela vous rassure de vous dire que le papa pourra donner un biberon la nuit, pourquoi pas ? Mais observez bien le comportement de votre bébé à la tétée suivante :

- **Imperturbable, il tète comme d'habitude ? Alors c'est plutôt rassurant, il fait bien la différence entre sein et tétine.**
- **Il est comme perdu, n'arrive plus à se positionner, s'énerve ? Là, méfiance. Si vous continuez les biberons la nuit, vous prenez le risque que l'allaitement s'arrête plus tôt que prévu. C'est un choix qui vous appartient, tout dépend de ce que vous voulez pour la suite.**

Reposez-vous et épargnez-vous les tâches quotidiennes. Pour que votre corps produise le lait dont votre bébé a besoin, vous devez le ménager et vous reposer. On entend souvent qu'il faut se reposer en même temps que son bébé les premières semaines. C'est un très bon conseil. Déléguez le maximum de tâches ménagères à votre compagnon. Faites la grasse matinée, faites la sieste pour récupérer de votre accouchement et de vos nuits entrecoupées. Avoir un nouveau-né n'est pas un sprint, c'est plutôt un marathon, alors prenez soin de vous. Ce point est plus compliqué si vous avez déjà d'autres enfants à la maison à qui il faut préparer le petit déjeuner, qu'il faut emmener à l'école, etc.

Dans ces cas-là, demandez de l'aide pour toutes les tâches domestiques (les grands-parents peuvent préparer des bons petits plats, votre voisin(e) peut aller chercher votre grand à l'école, des amis vous faire trois courses en même temps que les leurs, etc.) et consacrez-vous à votre rôle de maman et à vous-même.

Chez vous, installez-vous un endroit confortable où allaiter dans la pièce où vous passez le plus de temps. Gardez à portée de main un coussin d'allaitement, une revue ou un livre, un verre, une bouteille d'eau et un lange lavable pour « éponger » les éventuels débordements ou servir de bavoir.

La montée de lait

En général, il suffit de rentrer à la maison pour connaître les joies de la montée de lait ! La montée de lait intervient vers le 3e ou le 4e jour après l'accouchement. C'est le moment où le colostrum laisse place au lait mature.

Vos seins sont sensibles, tendus, chauds, leur volume augmente considérablement. Un sein peut être congestionné, le lait a du mal à sortir et votre bébé a donc du mal à téter et à prendre le sein en bouche.

À partir du 2e jour après l'accouchement, guettez l'arrivée de la montée laiteuse (les seins commencent à être un peu plus sensibles, comme au début de la grossesse), et pour mieux la gérer :

- Buvez modérément (environ 1,5 litre mais pas trois !) pendant 48 heures, même si la sensation de soif est intense à ce moment-là.
- Proposez fréquemment le sein à votre bébé. Quelques minutes au sein toutes les heures aident à décongestionner.
- Portez un soutien-gorge ajusté à votre taille. Un soutien-gorge trop petit sera inconfortable et pourra créer un engorgement.
- Massez vos seins en rond en évitant l'aréole avec une huile spéciale allaitement (Weleda, Booboo) ou une huile végétale pour les soulager mais n'utilisez pas le tire-lait.

Préparez vos seins avant la tétée pour assouplir l'aréole si elle est très tendue :

- Prenez une douche bien chaude. Sous l'effet de la chaleur, le lait sortira peut-être même en geyser sans intervention de votre part, impressionnant !

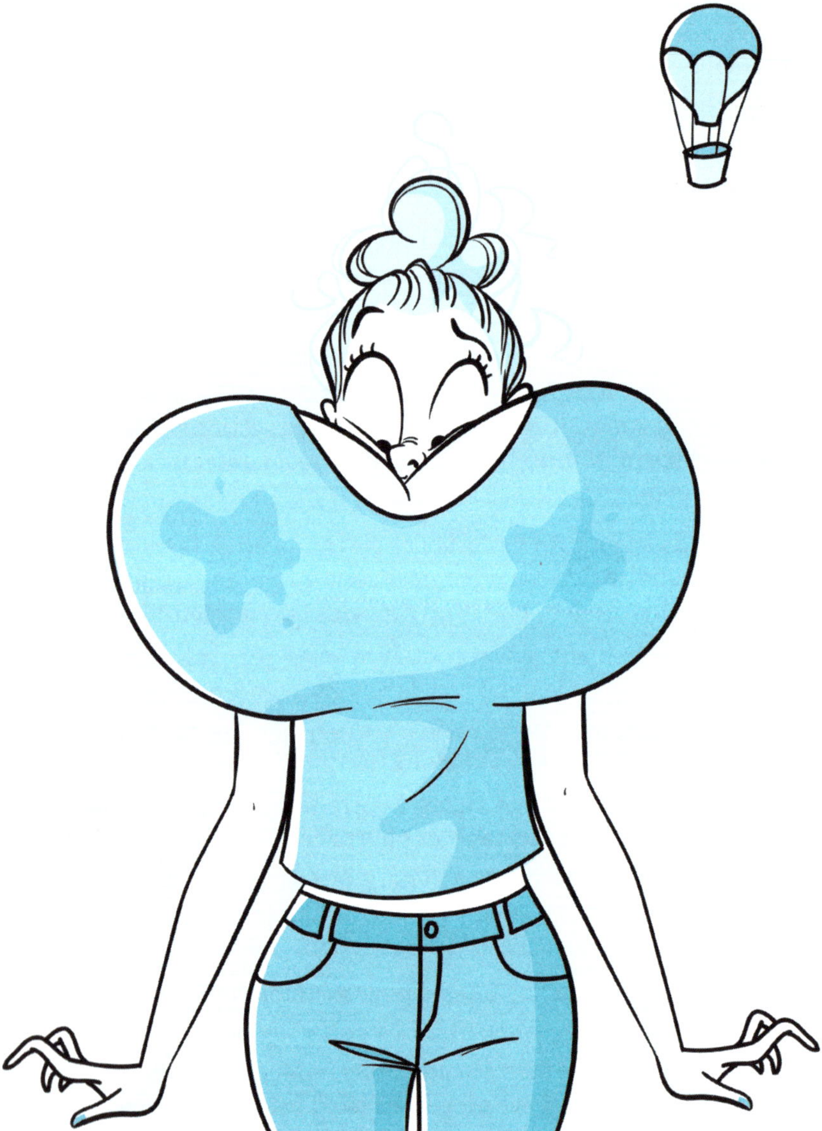

- Appliquez des gants de toilette d'eau chaude sur vos seins.
- Faites ventouse avec un verre d'eau chaude pour tirer l'excédent de lait sans stimuler votre lactation : remplissez d'eau chaude un verre d'eau, posez-le sur une table puis posez votre sein dedans. Si l'effet ventouse se fait bien, vous verrez votre lait sortir dans l'eau.
- Massez l'aréole quelques minutes avant la tétée : prenez le sein dans une main, pouce et index de part et d'autre de l'aréole (pas seulement le bout des doigts). Puis appuyez vers les côtes et ramenez les doigts derrière le mamelon pour faire sortir le lait (voir illustration p. 146). Plus souple, le sein entrera plus facilement dans la bouche de votre bébé.

Remède de grand-mère : en cas de début d'engorgement, entre les tétées, appliquez sur les zones rouges du sein (pas l'aréole) des feuilles de chou vert griffées à la fourchette et maintenez-les à l'aide du soutien-gorge. Certaines maternités ont d'ailleurs toujours un chou au frais !

La montée de lait peut être assez spectaculaire chez certaines femmes et plus discrète chez d'autres.

Les tétées de nuit

Les premières semaines, votre bébé va avoir besoin de téter fréquemment, et notamment la nuit. Toutes les trois heures environ, mais après un mois certains bébés font rapidement « leurs nuits » et enchaînent six heures d'affilée. D'autres seront moins impatients de dormir de longues nuits et réclameront des tétées la nuit pendant plusieurs mois. Souvenez-vous que le lait maternel se digère rapidement, que l'estomac du bébé est petit, il est normal qu'il réclame à manger (d'autant plus que dans l'utérus, il était nourri en continu. Il lui faut un peu de temps pour s'habituer à manger de façon plus espacée).

Une tétée, particulièrement la nuit, c'est un repas mais c'est aussi un câlin. Votre bébé a besoin de réconfort. Votre réponse à ses pleurs le sécurise. Ne le laissez pas pleurer, prenez-le dans vos bras et offrez-lui votre sein rassurant et son lait tout chaud.

Pour faciliter les tétées de nuit, vous pouvez installer le lit de votre bébé dans votre chambre ou poser un couffin juste à côté de votre lit. Pas besoin de vous lever pour aller le chercher, il vous suffit de sortir les bras du lit pour l'attraper et le mettre au sein.

Profitez de ce moment de grande douceur. Malgré la fatigue, ce sont des instants qui vous laisseront peut-être nostalgique plus tard.

Si vous êtes fatiguée, demandez au papa de faire le change de la couche si besoin et de remettre le bébé dans son lit.

Il existe également le principe du cododo, plébiscité par de nombreuses mamans allaitantes. Le bébé dort dans le lit parental tout contre sa maman et peut ainsi boire sans se réveiller ou sans réveiller sa maman car le sein est à portée de bouche.

Le cododo, s'il est pratiqué, doit se faire en respectant des règles de sécurité pour éviter les chutes et les risques de suffocation :

- sur un matelas à même le sol ;
- sans couverture ou sans drap sous lequel pourrait se glisser le bébé ;
- avec une sécurité sur le bord du matelas pour éviter tout risque de chute ;
- par des parents sobres ;
- dans une maison où l'on ne fume pas ;
- sans qu'aucun des deux parents ait pris de somnifères.

Le cododo peut aussi être pratiqué avec un berceau de cododo qui vient se coller au lit parental.

Des études concernant le cododo et la mort subite du nourrisson étant en défaveur du cododo, nous ne vous conseillons pas de partager votre lit avec votre bébé.

Les dernières recommandations du ministère des Solidarités et de la Santé préconisent désormais de garder le bébé dans la chambre des parents lors des six premiers mois de vie pour réduire le risque de mort subite du nourrisson (MSN) ou de mort inexpliquée (MIN).

Les pics de croissance ou jours de pointe

On répertorie trois pics de croissance aux alentours de la 3e semaine, de la 6e semaine et du 3e mois de votre bébé. Durant un à deux jours, votre bébé va demander à téter plus fréquemment. Vous avez alors l'impression de passer votre temps avec un bébé au sein et votre entourage vous le fait peut-être remarquer, mais cette situation est tout à fait normale. Répondez à la demande de votre bébé et laissez-le téter autant qu'il le demande et ne cherchez pas à espacer les tétées. Reposez-vous un peu plus en vous allongeant une ou deux fois dans la journée et vérifiez que vous buvez bien au moins 2 litres d'eau par jour. Il retrouvera son rythme au bout de 48 heures.

Et rassurez-vous, ce n'est pas parce que votre bébé tète sans cesse que vous n'avez plus de lait ou qu'il meurt de faim. Cet appétit soudain est impressionnant mais signe que votre lait et votre allaitement évoluent et donc que tout va bien. Il n'est aucunement nécessaire de compléter avec un biberon de lait (maternel ou artificiel).

Contrairement à ce qu'on a cru pendant longtemps (et que beaucoup de gens croient encore), ce que l'on a appelé à tort les pics de croissance ne sont pas le moyen pour le bébé de demander à sa maman de produire plus de lait. En fait, la production de lait n'augmente pas après ces épisodes, mais il pourrait s'agir de périodes de régression de bébé qui précèdent de grandes acquisitions de son cerveau.

Il vaudrait donc mieux parler de « jours de pointe » que de « pics de croissance ».

Cela dit, vers l'âge de 3 semaines, le jour de pointe est souvent lié à une baisse passagère de lait en raison de la fatigue accumulée, d'un manque de prise de boisson, etc. et qui précède une deuxième petite montée laiteuse. À ce moment, soyez attentive au nombre de couches souillées par jour.

Si, en même temps que ce que vous pensez être un pic de croissance, votre bébé mouille moins ses couches ou si cette période dure plus de trois jours, n'hésitez pas à consulter.

La prise de poids

C'est l'une des angoisses récurrentes autour des bébés allaités. Il faut savoir qu'un bébé allaité n'a pas la même courbe de poids qu'un bébé qui boit au biberon. Les courbes des carnets de santé sont celles des bébés nourris au biberon, mieux vaut donc se référer aux courbes de poids éditées par l'OMS (Organisation mondiale de la santé) : www.who.int/childgrowth/standards/fr/

Un bébé allaité prend entre 20 et 30 grammes par jour les premières semaines. Il n'est pas utile de peser votre bébé tous les jours sauf indication contraire du corps médical. Vous pouvez faire un point une fois par semaine en faisant peser votre bébé à la PMI (Protection maternelle et infantile) la plus proche de chez vous. Cela n'est pas indispensable si vous constatez par vous-même que votre bébé s'éveille, qu'il est en forme et qu'il grandit et grossit bien. Un pyjama qui devient un peu juste ou un bourrelet qui apparaît sous le menton sont de très bons indicateurs.

En revanche, si votre bébé dort beaucoup et ne réclame pas le sein, cela doit vous interpeller. Dans ce cas, une pesée lèvera définitivement le doute sur le fait qu'il mange suffisamment ou pas.

Ensuite, le rendez-vous mensuel chez le médecin pour ses vaccins suffit à vérifier sa bonne évolution.

Si l'on vous alerte sur une prise de poids trop faible de votre bébé, faites appel à une sage-femme ou à une consultante en lactation avant de compléter les repas de votre bébé avec des biberons de lait.

Si l'on vous alerte sur une prise de poids trop forte, ne changez rien ! Un bébé allaité boit ce dont il a besoin et un gros bébé ne prédit pas un enfant obèse, au contraire, l'allaitement prévient l'obésité.

Si le poids augmente beaucoup, mesurez-le, vous verrez qu'il grandit d'autant !

Les selles du bébé allaité

Les selles du bébé allaité sont tout à fait différentes de celles d'un bébé qui boit du lait artificiel. Une fois le méconium vert-noir, épais et visqueux évacué lors des trois premiers jours qui suivent la naissance, les selles vont prendre une coloration jaune d'or. Les selles du bébé allaité sont de consistance granuleuse, molle, presque liquide parfois. Leur odeur est particulière, un peu acide mais beaucoup plus discrète que celle des selles d'un bébé nourri au lait artificiel. Le premier mois d'allaitement, votre bébé a deux ou trois selles par jour. Certains bébés peuvent aussi avoir une selle à chaque tétée sans que cela soit anormal.

Le premier mois, un bébé allaité à 100 % n'est pas constipé. Si les selles se raréfient, il ne reçoit peut-être pas assez de lait. Proposez-lui plus souvent sans attendre qu'il réclame.

Après un mois, les selles peuvent s'espacer sans que cela soit inquiétant tant que les pipis restent abondants. Certains bébés allaités auront des selles une fois par semaine ou même seulement tous les quinze jours. En revanche, ils continuent à avoir des urines plusieurs fois par jour.

Si les selles sont verdâtres, cela peut être dû aux fermentations du lactose en grande quantité dans le lait de début de tétée. Veillez à laisser votre bébé boire le sein « jusqu'au bout » avant de lui proposer éventuellement le deuxième sein.

Le rot, les renvois et les hoquets du bébé allaité

Un bébé allaité peut roter après la tétée, mais pas forcément. En effet, un bébé qui boit au sein avale moins d'air qu'un bébé au biberon qui, lui, va roter systématiquement après chaque repas. Après la tétée, redressez votre enfant contre votre torse, la bouche sur votre épaule (que vous aurez protégée avec un bavoir ou un lange) tout en lui maintenant la tête. Gardez-le bien droit et attendez quelques minutes. Une fois le rot fait ou si rien ne vient, vous pouvez le rallonger.

Les bébés allaités peuvent avoir de petits renvois juste après la tétée. C'est tout à fait normal, leur système digestif n'est pas encore mûr. Par gourmandise, certains bébés gardent aussi du lait en bouche en fin de tétée et doivent ensuite le recracher, au péril de votre corsage. En revanche, si votre bébé vomit en jet de grande quantité, consultez un médecin.

Un bébé allaité peut avoir plusieurs hoquets par jour (comme cela lui arrivait déjà naturellement pendant sa vie fœtale), bien souvent juste après la tétée. Cela n'est pas méchant, mais cela peut être agaçant pour lui. Pour le faire passer, il suffit de lui proposer à nouveau le sein et de laisser le bébé boire quelques gorgées. Vous pouvez également essayer de le redresser et de lui lever les bras le long des oreilles.

Les pleurs du bébé

Vous aviez du mal à le croire et, pourtant, vous pourrez en faire l'expérience et constater que vous savez identifier les pleurs de votre bébé en vous faisant confiance et en y étant attentive.

Les pleurs de faim sont plus graves, plus rauques avec parfois un petit feulement animal. Ils vont crescendo. Les pleurs d'inconfort ressemblent à des petits râles, comme si votre bébé couinait sur un mode lancinant. Les pleurs de douleur sont eux plus aigus et parfois même stridents, ils peuvent vous aider par exemple à repérer les crises de coliques. Les pleurs de fatigue sont longs et peuvent se calmer si le bébé suce son pouce, une tétine ou qu'il se met en position pour trouver le sommeil.

Si, après la lecture de ce paragraphe, vous avez l'impression que tout cela, c'est du chinois et que tous les pleurs de votre bébé se ressemblent, rassurez-vous cela ne fait pas de vous une mère déficiente. L'essentiel est que vous répondiez aux pleurs de votre enfant en cherchant les solutions adaptées : lui donner à manger, changer sa couche, calmer sa douleur, le mettre au lit, le câliner...

Un bébé pleure beaucoup car c'est l'un de ses uniques moyens de communication. Cela peut être très dur à vivre pour de jeunes parents, surtout pour une jeune maman qui n'a pas de relais durant la journée. Si vous sentez que vous perdez pied et que vous avez besoin d'aide, confiez-vous à votre conjoint ou à votre entourage proche. Si cela est trop difficile ou que vous ne trouvez pas l'écoute nécessaire de la part de votre entourage, n'hésitez pas à contacter **Maman Blues**, un site non médical de soutien, d'écoute et de conseils dans le cadre de la difficulté maternelle : www.maman-blues.fr

Vous pouvez tester votre état en répondant au questionnaire d'évaluation du risque de dépression postnatale disponible en ligne. Et n'hésitez pas à consulter un médecin.

Témoignages

Marie, 35 ans – *Maman de deux filles de 7 ans et 4 ans*

J'avais un vrai dégoût pour l'allaitement. J'étais écœurée par mes copines qui allaitaient devant moi. Avant la naissance de ma fille, j'avais acheté des biberons même si mon mari me disait : « Mais tu sais l'allaitement, ça peut être bien » et que les gens m'y encourageaient gentiment. Moi, je voulais vite retourner travailler. J'ai eu un très bel accouchement. On me l'a posée sur le ventre et elle a tout de suite attrapé le sein. C'est ma fille qui m'a imposé ce qu'elle voulait. Le dégoût et la gêne que j'avais ont disparu. Si j'ai beaucoup aimé l'aspect intime de cette relation avec ma fille, je n'ai jamais pu allaiter en public. J'ai eu beaucoup de lait, mon allaitement s'est passé très facilement. J'ai arrêté à regret à 2 mois et demi avec la reprise du travail et je n'avais pas envie de tirer mon lait. J'étais censée donner le biberon, mais le soir je continuais parfois à lui donner le sein. Pour ma deuxième, j'ai également allaité deux mois et demi et les débuts ont été aussi faciles. J'ai été beaucoup plus triste au moment de la sevrer. En ce qui me concerne par rapport à l'allaitement, on peut dire qu'il y a eu un avant et un après.

Angélique, 37 ans – *Maman d'un garçon de 9 ans et d'une fille de 4 ans*

Avant la naissance de mon fils, je ne savais pas trop quoi faire. On me disait que c'était bien d'allaiter, qu'il fallait le faire. Ma mère ne nous a pas allaités, mon frère, ma sœur et moi, ça n'était pas quelque chose dont on parlait. On m'a mis mon fils au sein et j'ai commencé à l'allaiter. C'était assez simple. Je n'ai pas eu de douleurs, j'avais du lait comme il fallait mais je me sentais coincée. L'allaitement me paraissait comme un manque de liberté. Je tirais mon lait pour sortir, mais j'étais stressée par ce manque de liberté, cette impression que je ne pouvais pas m'éloigner de mon bébé. Au bout d'un moment, j'ai compris que l'allaitement ne me convenait pas et puis j'allais rapidement reprendre le travail donc je l'ai sevré au bout de six semaines. Je ne garde pas de cet allaitement un mauvais souvenir, mais je garde cette sensation d'entrave à ma liberté. À la naissance de ma fille, je lui ai donné la tétée de bienvenue et je suis ensuite passée aux biberons avec plaisir et sans culpabilité.

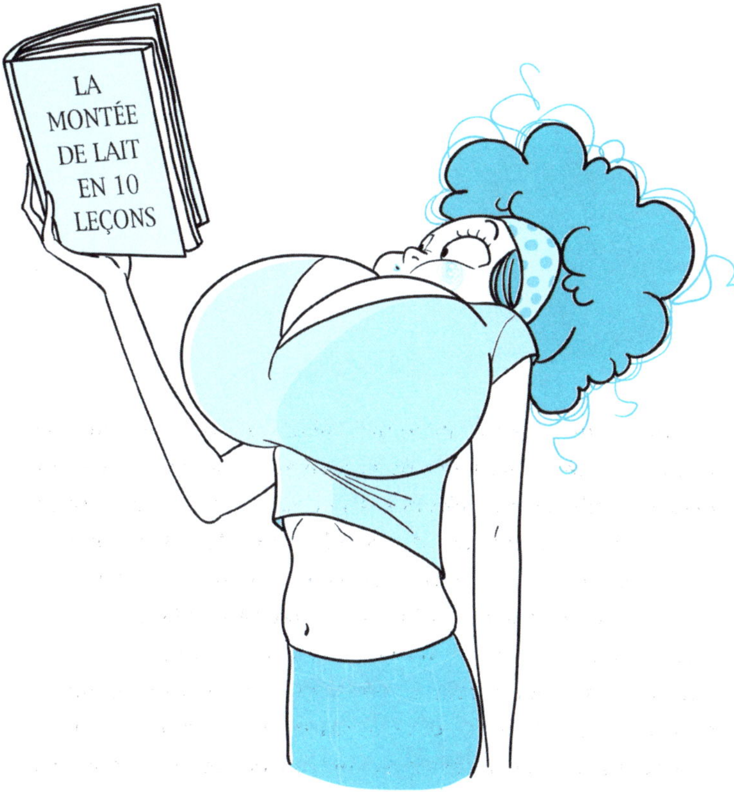

Acte 2

Les bobos et autres soucis

Allaiter, c'est une aventure merveilleuse, mais c'est aussi un chemin semé d'embûches de nature aussi variée que pénible. Bobos, douleurs, inquiétudes, en général, tout peut se régler. Il suffit bien souvent d'être à l'écoute de votre corps et de votre bébé pour voir ce qui ne va pas et pour chercher des solutions à mettre en place.
Les allaitements qui se passent sans aucun souci sont rares (mais restons optimistes, ils existent !). Ne vous étonnez pas si vous croisez l'une de ces galères sur votre route, c'est tout ce qu'il y a de plus classique, cela fait partie de l'aventure !

Savoir réagir

Vous trouverez peut-être seule les solutions à ces différents problèmes en appliquant les conseils que nous donnons, mais, surtout, n'attendez pas que votre situation soit vraiment douloureuse, inquiétante, pénible ou inconfortable pour demander de l'aide.

N'hésitez pas à consulter votre sage-femme, votre médecin généraliste ou une consultante en lactation. Mieux vaut une consultation pour peu de chose qu'une absence de consultation qui va entraîner l'aggravation de votre souci et peut-être compromettre votre allaitement.

Le plus de la sage-femme

L'allaitement ne doit pas faire mal. Une douleur est toujours un signe d'alerte : position inadéquate, crevasse, début d'engorgement, candidose mammaire, etc. Il faut trouver la solution assez rapidement, si possible dans les 24 à 48 heures. Si votre médecin ou votre sage-femme n'est pas disponible ou peu spécialisé dans l'allaitement, sollicitez une conseillère en lactation : www.consultants-lactation.org

Les problèmes possibles chez votre bébé

Dans le couple allaitant, vous êtes deux, les problèmes peuvent donc concerner l'un ou l'autre. À vous de bien observer votre enfant pour détecter un éventuel souci.

Coliques du nourrisson

Vers l'âge de 2 à 3 semaines, votre bébé se met à se tortiller après les repas, surtout le soir. Il a aussi des gaz et éventuellement des selles explosives, liquides, parfois un peu vertes. Il va pleurer de longs moments sans que vous arriviez à le calmer. Voilà un tableau qui ressemble fort à celui des coliques du nourrisson. Commençons alors par la bonne nouvelle : ces coliques, qui sont semble-t-il dues à un problème de maturation du système digestif, disparaissent comme elles sont arrivées, au plus tard vers l'âge de 3 mois. Il est important de faire confirmer cet autodiagnostic par un médecin pour écarter toute autre pathologie.

Quand le bébé prend le biberon, on lui prescrit du lait contenant moins de lactose, ce qui fonctionne avec plus ou moins de succès, mais comment faire quand il s'agit d'un bébé allaité ? Voilà toute une série de petits trucs à tester pour voir si cela soulage votre bébé :

- Allaitez votre bébé en essayant de le maintenir le plus à la verticale possible puis gardez-le redressé après la tétée pour voir s'il a un rot.
- Portez votre bébé dans vos bras au maximum. Il a besoin d'être rassuré, parlez-lui, cajolez-le. La chaleur de votre corps apaise les douleurs de son petit ventre et le fait d'être tête vers le haut lui permet de libérer quelques rots plus aisément que lorsqu'il est allongé.
- Installez-le tout contre vous dans l'écharpe ou le porte-bébé si besoin, ils vous libèrent les mains mais vous permettent de garder votre bébé au chaud et bercé. Merveilleuses inventions...
- Massez son ventre en rond autour du nombril dans le sens des aiguilles d'une montre. Vous pouvez utiliser une huile spéciale coliques (Weleda, Pranarôm) ou une huile végétale classique.
- Posez votre main sur son ventre pour le garder au chaud.
- Dans la même veine, appliquez une petite bouillotte par-dessus son pyjama. Veillez à ce que la bouillotte soit tiède et non pas trop chaude (appliquez directement sur la peau de votre propre ventre pour vérifier la température).
- Tentez la position de la panthère, graou ! Allongez votre bébé, à cheval sur votre avant-bras, son ventre posé dans votre paume, sa tête dans le creux de votre coude, ses jambes qui pendent dans le vide. Les papas aiment beaucoup cette manière

de porter. Demandez à votre compagnon de tester si vous ne vous sentez pas à l'aise.

- Prenez rendez-vous chez l'ostéopathe. L'accouchement crée des tensions ou déplace parfois des petits os et cela gêne le bon fonctionnement du système digestif ou la manière de téter de votre bébé.
- Tentez les compléments alimentaires (Calmosine, Babyfen...) à base de plantes apaisantes pour le système digestif qui ont également un léger effet sédatif. Demandez conseil à votre médecin, votre sage-femme ou votre pharmacien.
- Mettez-vous au fenouil ! Réputé pour faciliter la digestion, vous pouvez le boire en tisane par exemple. *A priori*, cela ne passe pas dans le lait, mais mieux vaut mettre toutes les chances de son côté quand on a affaire aux coliques.

Si vous sentez que vous n'arrivez plus à faire face aux pleurs de votre bébé, demandez de l'aide à votre entourage. Vous pouvez également contacter **Maman Blues** : www.maman-blues.fr ou l'association **Allô Parents-Bébé** au n° Vert 0 800 00 3456, lun.-ven. 10 h-13 h et 17 h-21 h.

Le plus de la sage-femme

D'autres petits trucs peuvent être testés si les premiers n'ont pas donné de résultats :

- **Limitez (voire stoppez totalement) pendant trois ou quatre jours votre propre consommation de laitages pour voir si cela améliore les coliques. Si oui, réintroduisez-les progressivement pour voir quelle « dose » convient à votre enfant.**
- **Exprimez une partie du lait de début de tétée (en pressant doucement l'aréole à la main ou avec un tire-lait) car ce lait de couleur blanc clair est très riche en lactose. Puis laissez votre enfant prendre ce sein longuement.**
- **Pensez aussi à l'homéopathie qui fait parfois des miracles sur les coliques, les probiotiques (Ergyphilus enfant, Biogaïa...) ou encore le julep gommeux, un mélange d'eau de chaux et de fleur d'oranger (sur prescription de votre médecin ou de votre sage-femme).**

Vigilance

Si les selles de votre bébé prennent une teinte plus claire (jaune pâle, beige, blanc mastic) entre le 10e et le 30e jour après terme et que vous constatez qu'il a la peau encore jaune, et/ou le blanc des yeux jaunes, il est impératif d'alerter en urgence votre médecin ou votre sage-femme. Il peut en effet s'agir d'une cholestase néonatale.

N'hésitez pas à consulter la colorimétrie des selles page 11 du carnet de santé de votre enfant.

Plus de renseignements sur le site : www.alertejaune.com

Constipation de bébé

Un bébé allaité exclusivement souille de selles au moins 3 couches par jour le premier mois. Ensuite, étant donné que le lait maternel est très bien assimilé par le corps et produit donc peu de matière, il se peut qu'un bébé allaité n'ait qu'une selle par semaine, voire une selle tous les 15 jours ! Inutile de donner des biberons d'eau riche en magnésium destinée à faciliter le transit.

C'est assez étonnant mais cela ne doit pas vous inquiéter. Si votre bébé semble être inconfortable ou s'il pleure beaucoup, si ses selles sont dures, consultez votre pédiatre pour voir s'il n'y a pas d'autre origine à cette constipation.

Pour l'aider à aller à la selle, vous pouvez lui masser le ventre autour du nombril. Vous pouvez aussi lui faire faire un peu de gymnastique douce : allongez-le sur le dos, repliez tranquillement ses jambes sur le torse puis allongez-les en les tendant. Recommencez ainsi une dizaine de fois.

Chez l'enfant plus grand qui est diversifié, adaptez l'alimentation. Proposez-lui des aliments à base de fibres (pâtes complètes, pain complet, compotes de pruneau, légumes crus ou cuits...). Proposez-lui également un peu d'eau régulièrement.

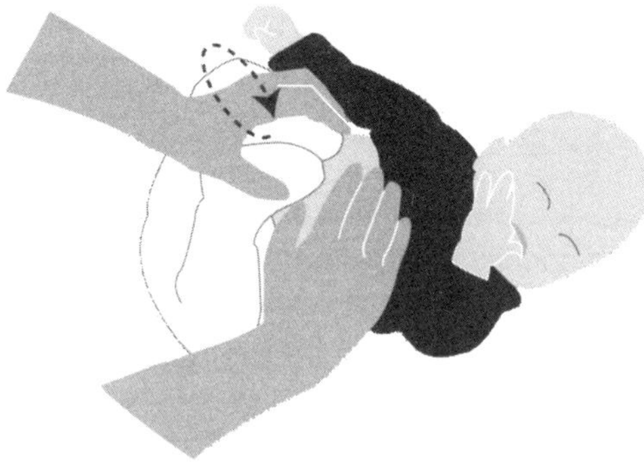

Attention : l'utilisation de suppositoires n'est pas utile si les selles ne sont pas dures et sèches. Une ancienne technique consiste à introduire un thermomètre dans l'anus du bébé, ne le faites pas car il s'agit d'un geste invasif dangereux (risque de perforation).

Bébé à reflux/RGO

Après la tétée, votre bébé régurgite. Le lait remonte tout seul, il ne s'agit pas de vomissements. Il s'agit d'un reflux gastro-œsophagien (RGO) lié à une immaturité du système digestif de l'enfant. Le reflux peut aussi se faire plus discret et entraîner une toux répétitive ou des otites.

Les reflux sont bénins, ils sont même assez courants. Cependant, ils sont douloureux pour bébé et stressants pour les parents. Ces douleurs engendrent des pleurs qui ont des répercussions sur l'humeur de bébé et sur celle de toute la famille.

Pour aider bébé à gérer ce reflux, vous pouvez :

- le faire manger dans une atmosphère sereine ;

- donner le sein avec un bébé le plus vertical possible ;
- prendre le temps de faire des pauses pendant la tétée ;
- ne pas trop serrer l'élastique de sa couche ;
- le porter en écharpe pour le consoler et le rassurer.

La position allongée, le buste relevé à 30° (proclive), conseillée un temps pour dormir, n'a pas apporté la preuve de son efficacité. Elle est même contre-productive car le bébé finit par glisser et se retrouve recroquevillé dans un coin du lit.

N'hésitez pas à consulter pour ce motif qui peut empoisonner la vie du bébé. Le médecin pourra vous prescrire selon l'intensité du reflux différents traitements : une noisette de gel de Polysilane ou du Gaviscon donné après le repas pour éviter l'inconfort de l'acidité du reflux ou bien un inhibiteur de la pompe à protons (Inexium, Mopral...) qui est indiqué en cas de reflux sévère, d'infections ORL à répétition ou de malaises attribués au reflux. Il pourra aussi demander des examens plus poussés pour éclairer son diagnostic (PH-métrie œsophagienne, TOGD, endoscopie).

Même si vous ressentez une pression pour arrêter l'allaitement pour passer au lait épaissi, le RGO n'est pas un motif de sevrage.

Le lait maternel a d'ailleurs plusieurs intérêts : il se digère vite et diminue le risque de reflux. C'est également une substance apaisante sur la paroi irritée de l'œsophage.

Les bébés RGO vont demander souvent à téter pour apaiser les douleurs. Cela leur permet également de garder et d'assimiler des petites quantités de lait entre deux reflux.

Bonne nouvelle : le reflux disparaît dans 80 % des cas à l'âge où l'enfant se tient debout.

Torticolis congénital du nourrisson

Si vous constatez que depuis la naissance, votre bébé a un côté préféré et qu'il a le cou toujours tourné dans le même sens, il doit s'agir du torticolis congénital du nourrisson. Vous pouvez remarquer qu'il prend moins bien d'un sein que de l'autre car il n'est pas dans une position qui lui convient. Consultez votre médecin qui pourra vous prescrire des séances de kinésithérapie et prenez le temps de stimuler votre bébé en l'appelant du côté faible et en continuant à l'allaiter autant des deux côtés.

Grève de la tétée

D'une tétée à l'autre, votre enfant refuse soudainement le sein. Il pleure de faim, mais boude ou se met en colère si vous le mettez au sein. Voilà une grève de la tétée.

Très déstabilisante et inquiétante, il ne faut pas interpréter cette grève comme un désir de sevrage de votre bébé. Le sevrage naturel intervient plus tard, vers 3 ans. Il ne s'agit pas non plus d'un rejet de vous-même, ne perdez pas confiance en vos capacités de mère.

La grève de la tétée peut avoir différentes causes. Parfois on n'en connaîtra pas les raisons, mais votre bébé a peut-être eu peur de votre réaction (cri, sursaut) après une morsure, souffre peut-être d'aphtes ou de muguet (voir page 67), vous avez peut-être changé de lessive, de savon ou de parfum et cette nouvelle odeur le perturbe ou bien vous avez changé quelque chose dans votre alimentation (épices, ail, chou...). Essayez d'identifier une possible raison et prenez les dispositions nécessaires.

Ensuite, si vous faites face à une grève de la tétée, il va falloir ruser et tenter différentes choses :

- Mettez-vous au calme, dans un endroit pas trop éclairé et proposez-lui à nouveau le sein.
- Ne forcez pas la tétée. Ouvrir sa bouche et y engouffrer votre sein risque d'empirer la situation.
- Proposez-lui le sein alors qu'il n'est pas encore réveillé.
- S'il a faim, tirez votre lait et donnez-lui à la pipette, à la seringue, à la cuillère ou au verre le temps qu'il prenne à nouveau le sein.

- Passez le maximum de temps en peau à peau, proposez-lui le sein en marchant, prenez un bain avec votre bébé et proposez-lui le sein... Bref, essayez différentes situations et différents environnements.

La grève de la tétée dure parfois quelques jours, une semaine au plus. Continuez à tirer votre lait pour éviter l'engorgement et maintenir la lactation. Soyez patiente et gardez confiance.

Dans de très rares cas, la grève de la tétée se solde par un arrêt de l'allaitement.

Prise de poids du bébé trop faible

Voilà l'épée de Damoclès qui pend au-dessus de chaque maman qui allaite : la prise de poids trop faible. Les pesées à la maternité, à la PMI ou chez le pédiatre sont des moments assez tendus car si la balance n'annonce pas une prise de poids que l'on estime correcte (20 à 30 grammes par jour), on parle de compléments, de maman qui n'a pas assez de lait et la confiance que l'on essaye d'installer dans son allaitement s'effrite au fil des pesées.

Regardez l'augmentation de sa taille. Si elle est importante, cela peut expliquer une faible prise de poids.

Essayez de trouver pourquoi votre bébé ne prend pas plus de poids et agissez en conséquence.

- Il ne boit pas assez : proposez-lui le sein plus souvent et surtout écoutez s'il a bien le petit « gloups » de la déglutition et proposez-lui le second sein. Passez le maximum de temps en peau à peau. Reposez-vous, buvez de l'eau ou des tisanes et faites confiance à votre corps.
- Il ne boit pas assez car il dort trop : soyez attentive aux signes de sommeil léger (yeux qui roulent sous les paupières, tête qui se tourne, bouche qui tète dans le vide...) et mettez-le au sein à ce moment-là.

Stimuler un bébé qui ne boit pas ou pas assez

Si votre bébé a du mal à boire ou s'il s'endort au sein, voilà quelques trucs à tester pour le stimuler :

- Mettez-le en body pour qu'il ne s'endorme pas dans la chaleur de votre sein et du pyjama, ou, mieux, laissez-le tout nu en couche, en contact peau à peau avec la vôtre (plus une couverture pour qu'il n'ait pas froid), cela va stimuler tous ses sens et son envie de téter.
- Massez en rond l'arrière de son crâne avec la paume de votre main s'il s'arrête pendant la tétée.
- Chatouillez la plante de ses pieds avec un ongle.
- Si votre bébé est trop fatigué pour téter (notamment après la naissance), soyez vigilante. Téter le fatigue, donc il dort, donc il ne tète pas, donc il s'affaiblit... Il est compliqué ensuite de sortir du cercle vicieux. Tirez votre lait et donnez-lui à la cuillère ou à la seringue pour qu'il reprenne des forces.
- On peut aussi essayer la technique de la « superalternance » : dès que le rythme de sa succion ralentit ou qu'il commence à somnoler, décrochez-le du sein et proposez-lui l'autre pour relancer son intérêt et donc sa succion. Et ainsi de suite tout au long de la tétée.

- Il tète mal : il a peut-être un problème de succion. Vérifiez qu'il prend bien le sein en bouche (voir page 29). Demandez conseil à une sage-femme ou à une conseillère en lactation. Une professionnelle vérifiera la manière de téter de votre bébé et vous proposera des solutions s'il tète mal : différentes positions, frein de langue à couper... Elle pourra aussi vous orienter avec le DAL (voir page 86) plutôt que vers le biberon qui risque de saboter votre allaitement.

- Il est peu dynamique à la tétée (voir encadré page 59).
- C'est peut-être la nature de votre bébé. Certains bébés prennent du poids plus doucement.

Si, au cours du premier mois, votre bébé tète efficacement huit à 12 fois par jour et mouille cinq ou six couches par jour (couches assez lourdes), s'il vous paraît bien s'éveiller, s'il est souriant et s'il semble repu après les repas, vous avez là tous les signes d'un bébé qui va bien et qui se nourrit assez.

Pensez également à consulter la courbe de poids des bébés allaités, éditée par l'OMS : www.who.int/childgrowth/standards/fr/

Les problèmes possibles chez vous

En ce qui vous concerne, même chose. Ne laissez pas les bobos s'aggraver et mettez vos sens en éveil dès que vous sentez que quelque chose ne tourne pas rond.

Abcès

Vous avez une zone rouge, chaude, douloureuse et gonflée sur le sein, de consistance liquide, vous vous sentez fébrile, comme si vous aviez une mastite. On trouve des traces de sang ou de pus dans votre lait. Vous avez certainement un abcès. Il est impératif de consulter un médecin le plus rapidement possible car un traitement antibiotique est nécessaire. Certains antibiotiques sont compatibles avec l'allaitement, ne vous laissez pas imposer un sevrage. Il faudra également peut-être drainer ou aspirer l'abcès à l'aide d'une seringue.

Si votre bébé refuse le sein de ce côté ou s'il est trop douloureux, donnez l'autre sein au bébé et tirez votre lait sur le sein malade pour maintenir votre sécrétion lactée.

Le plus de la sage-femme

Heureusement, aujourd'hui l'abcès du sein est rare. Mais ne perdez pas de vue qu'il n'arrive pas par hasard, mais presque toujours sur une mastite/lymphangite négligée et qui a mal évolué. Donc souvenez-vous que la douleur est un signe d'alerte qui doit vous pousser à consulter sans attendre si elle ne cesse pas dans les 24 à 48 heures.

Baisse de lactation

Qu'est-ce qui vous fait penser que votre lactation baisse ? Votre bébé réclame plus souvent ? Il s'agit peut-être d'un pic de croissance (voir page 41) ? Vous avez l'impression que vos seins sont moins pleins ? Cela ne signifie pas que vous produisez moins de lait.

Si vous êtes fatiguée ou malade, vous pouvez être soumise à une baisse de lactation. Pendant cette période, prenez du repos, allongez-vous aussi souvent que vous le pouvez, veillez à bien vous hydrater.

Voir également le paragraphe « Maintenir sa lactation » page 148.

Canal lactifère bouché et engorgement

Vous avez une douleur dans le sein, votre bébé a éventuellement du mal à boire et vous sentez une petite boule qui s'est formée sur votre sein. Il semble qu'un canal lactifère soit bouché à cause d'un peu de lait caillé ou de graisses qui se sont solidifiées et cela provoque un engorgement. Il faut réussir à faire s'écouler le lait à nouveau au risque de voir arriver des complications.

Les premières choses à faire sont de continuer à donner le sein pour éviter l'aggravation et de vous reposer. Quand vous donnez le sein, orientez le menton de votre bébé vers l'endroit douloureux. Appliquez un gant de toilette imbibé d'eau chaude ou une petite bouillotte tiède le long du canal douloureux pour aider le lait à s'écouler. Prenez une douche si vous le pouvez et massez profondément là où vous sentez la boule en suivant le trajet vers votre mamelon.

Si vous voyez le bouchon de lait (une petite boule blanche) qui bouche le canal, « jouez » avec votre mamelon pour essayer de le faire sortir puis donnez le sein à votre enfant. Certaines sages-femmes proposent également de déboucher le canal avec une aiguille, mais il est tout à fait déconseillé d'essayer de le faire seule.

Ne restez pas avec un canal lactifère bouché, il peut entraîner une mastite qui est beaucoup plus lourde à soigner.

Le plus de la sage-femme

Vous pouvez aussi appliquer de l'argile verte en pâte (par exemple Argiletz), à renouveler plusieurs fois dans la journée. Il faut l'enlever avant que l'argile ne sèche totalement. Ceci est plus ou moins efficace.

Pour prévenir l'engorgement, portez un soutien-gorge à votre taille qui ne comprime pas et exprimez un peu de lait manuellement (sous la douche si cela vous semble plus facile) si vous sentez qu'une zone de vos seins est tendue.

Crevasses

C'est l'ennemi numéro 1 des mamans allaitantes. En général, il s'agit d'un mal de début d'allaitement, mais des mamans pourtant rodées s'y retrouvent parfois confrontées, à leur grand étonnement.

Les crevasses sont des petites entailles douloureuses sur les tétons qui saignent à la tétée. Vous pouvez en souffrir sur un sein ou sur les deux. Si vous ne pensez pas à observer vos seins, c'est peut-être quelques taches de sang sur vos coussinets d'allaitement qui vous alerteront.

Il faut d'abord vous soulager en étalant le lait de fin de tétée sur votre mamelon. Vous pouvez aussi appliquer des compresses (mais pas des coussinets d'allaitement) imbibées de votre lait en pansement (recouvert de cellophane alimentaire pour conserver l'humidité) à renouveler toutes les trois heures ou en appliquant en couche épaisse une crème à la lanoline pure (voir page 86). Attention à ne pas laisser la compresse sécher sur le mamelon.

Si la douleur à la tétée est intolérable, donnez en priorité le sein le moins douloureux. Appliquez des poches de glace ou directement un glaçon sur vos mamelons juste avant la tétée. Si la douleur n'est toujours pas supportable, essayez de vous servir temporairement de bouts de sein ou « téterelles » (voir page 78) en silicone. On peut aussi laisser ce sein au repos le temps que ça cicatrise, et n'allaiter que de l'autre sein.

Enfin, si vous trouvez cela moins douloureux, tirez un peu de lait et faites boire votre bébé au biberon (mais attention à la confusion sein-tétine !), à la cuillère, à la tasse, à la pipette ou à la paille.

Il faut ensuite trouver la raison de l'apparition de ces crevasses. Plusieurs possibilités sont à envisager :

- Votre bébé ne prend pas le sein de manière correcte. Installez-vous confortablement, le visage du bébé faisant face au vôtre, votre nombril collé à son nombril. Vérifiez bien qu'il ouvre largement la bouche (voir page 29). Alternez les positions d'allaitement et faites attention à la manière dont vous le retirez du sein (voir pages 30-31).
- Votre bébé tète trop longtemps ou garde votre sein en bouche. Préférez alors des tétées plus courtes mais plus rapprochées si c'est nécessaire.
- Le frein de la langue de votre bébé est trop court et l'empêche de téter correctement.
- L'hygiène que vous portez à vos seins est mal adaptée à l'allaitement (voir encadré, page 174).

Si la douleur est très intense, on peut prendre deux fois par 24 heures de l'Ibuprofène 400 qui est compatible avec l'allaitement.

Il est important de traiter la crevasse car elle ouvre une porte d'entrée pour les germes.

Ne laissez surtout pas les crevasses s'installer car la situation ne fera que se dégrader. Prenez conseil le plus rapidement possible auprès de votre sage-femme ou d'une consultante en lactation.

Les crevasses sont bien souvent un motif d'arrêt à l'allaitement en raison de la douleur qu'elles provoquent. Tenez bon, avec une bonne prise en charge, la douleur sera vite derrière vous et vous n'y penserez plus ! Courage !

Douleurs (à la tétée et au bout des seins)

L'allaitement ne doit jamais faire mal. Éventuellement, la sensation peut être désagréable pour certaines quelques secondes en début de tétée, surtout au début de l'allaitement quand vous n'êtes pas habituée, mais en aucun cas vous ne devez ressentir de douleur. Si vous avez mal, c'est que quelque chose ne va pas. La réponse peut se trouver dans ce chapitre. Regardez si vous avez des symptômes associés.

La douleur peut aussi venir d'une mauvaise succion ou d'un mauvais positionnement de votre bébé.

Une consultation avec une sage-femme ou une consultante en lactation est indispensable si vous ressentez une douleur à la tétée.

Engorgement

Vous avez le sein congestionné, rouge, douloureux. Il est tellement dur que le bébé a peut-être du mal à téter car il n'a pas de prise.

Mettez votre bébé au sein le plus souvent possible, toutes les une à deux heures environ, après avoir assoupli l'aréole en exprimant un peu de lait. Pour soulager, appliquez de la chaleur sur vos seins. Vous pouvez par exemple mettre du riz dans une chaussette en coton, la faire chauffer au four à micro-ondes et l'appliquer dans le soutien-gorge (attention à la température tout de même). Vous pouvez prendre une douche chaude et masser l'aréole sous la douche pour ouvrir les canaux et ainsi libérer le lait.

Si votre sein est trop dur, vous pouvez tirer un peu de lait avant la tétée pour l'assouplir.

Et puis, très important, en cas d'engorgement, reposez-vous bien.

Un engorgement non traité peut conduire à des complications et à une mastite.

Le plus de la sage-femme

Certaines femmes sont plutôt soulagées par le froid. Dans ce cas, un sachet de petits pois surgelés (entouré d'un tissu fin ou d'un papier essuie-tout) s'adaptera parfaitement à la forme du sein. Réutilisable plusieurs fois, mais à ne pas consommer ensuite !

Si vous avez un engorgement plutôt « sous » le sein et qu'il a tendance à revenir, vérifiez où se place la main de votre bébé pendant l'allaitement : parfois, les petits appuient involontairement sous le sein et cela gêne l'écoulement du lait. Il suffira de déplacer doucement sa main ailleurs et tout rentrera dans l'ordre.

Fuites de lait

Les fuites de lait ne sont pas un vrai problème en soi, mais elles peuvent entraîner des petits soucis si l'on ne respecte pas quelques règles simples. Si vous constatez que vous êtes fréquemment « débordée » par les fuites de lait, changez plus souvent vos coussinets d'allaitement. Même les coussinets jetables les plus performants peuvent être mis en défaut si vous souffrez de fuites de lait conséquentes entre deux tétées. Ne laissez pas vos seins tremper dans des coussinets humides, certes le lait maternel a beaucoup de propriétés, mais la macération crée une prolifération bactérienne.

La nuit, pour éviter de vous retrouver dans un lit inondé de lait, ne faites pas l'impasse sur un soutien-gorge et optez pour les coussinets jetables. Gardez une boîte à proximité de votre lit pour effectuer un changement en cours de nuit si besoin. Au cas où, vous pouvez aussi mettre une serviette de bain très absorbante sur le drap de dessous.

Hyperlactation

Dans les premières semaines de l'allaitement, il est possible que votre corps fournisse trop de lait. Cela arrive et cela n'est pas du tout inquiétant car votre corps va s'adapter au fur et à mesure à la demande de votre bébé.

Certes, c'est assez inconfortable car vous vous retrouvez parfois trempée de lait et vos seins sont tout le temps tendus. Pour arrêter le jet, il vous suffit d'appuyer fortement sur le mamelon ; voilà un « truc » bien pratique mais à utiliser avec parcimonie pour ne pas créer d'engorgement. Ne tirez pas votre lait au risque de continuer à stimuler votre production. Exprimez le lait à la main sans appuyer sur votre mamelon et votre aréole.

Si vous êtes sujette à l'hyperlactation, changez vos coussinets d'allaitement dès que vous avez une sensation d'humidité. Si le problème persiste après quatre semaines, consultez un médecin ou une sage-femme. Un traitement hormonal pourra vous être prescrit si nécessaire.

Le plus de la sage-femme

On peut essayer aussi de moduler l'hyperlactation avec l'homéopathie ou la tisane de sauge, par exemple.

Mastite/Lymphangite

Vous vous sentez fébrile, fatiguée, votre sein présente une zone localisée chaude et rouge. La mastite, appelée aussi lymphangite, est une inflammation qui crée une tension douloureuse. Elle peut être déclenchée par une compression due à un canal lactifère bouché, à la pression d'un soutien-gorge ou de la main du bébé sous le sein pendant la tétée mais également à la fatigue.

Si vous suspectez une mastite, il est impératif de consulter votre sage-femme ou une consultante en lactation pour prendre les mesures nécessaires. Attention, certains médecins encore peu formés à l'allaitement peuvent vous prescrire des médicaments incompatibles avec l'allaitement. Préférez l'avis d'un professionnel de l'allaitement pour ce genre de problème. Un traitement antalgique et éventuellement antibiotique, compatible avec l'allaitement, vous sera prescrit.

Morsure du bébé

Quand paraissent les dents, la maman peut avoir un peu d'appréhension à voir son enfant téter. Ouf, les bébés savent parfaitement bien téter qu'ils aient des dents ou non et vous ne sentirez pas la différence. Il arrive cependant que certains bébés mordent durant la tétée. Ils testent cette nouveauté ou ont tout simplement le réflexe de serrer les gencives car les dents les travaillent beaucoup. La surprise et la douleur sont alors intenses pour vous, pauvre maman !

Si votre bébé vous mord, retirez-le immédiatement du sein, mettez-le face à vous les yeux dans les yeux et prononcez un : « Non » ferme et définitif. Expliquez-lui que cela vous fait très mal. Aussi étonnant que cela puisse paraître, cela marche presque à chaque fois.

Si votre bébé mord à répétition, il demande peut-être plus d'attention durant les tétées.

Muguet

Vous découvrez des petits dépôts blanchâtres dans la bouche de votre bébé (d'où le nom poétique de muguet pour une affection qui l'est beaucoup moins). Votre sein est enflammé, très rouge et douloureux même en dehors des tétées. Vous ressentez comme un élancement, une décharge électrique quand votre bébé tète. Le muguet est lié à une candidose, c'est-à-dire une mycose du sein.

Le traitement devra être double : pour vous et pour votre bébé.

Consultez votre sage-femme ou une consultante en lactation pour prendre les mesures nécessaires pour enrayer ce muguet.

Elle vous prescrira un colorant, le violet de gentiane, qui va permettre de neutraliser la mycose. Comme c'est un colorant, votre sein et la bouche du bébé vont être violets ! Cependant, le violet de gentiane n'évite pas la récidive. Si le muguet ne part pas en 4 ou 5 jours, la prescription d'un antimycosique s'avérera nécessaire. Il s'applique avant la tétée sur les deux seins. Ainsi, le bébé est traité lui aussi.

Le plus de la sage-femme

Les petits dépôts blanchâtres du muguet ne doivent pas être confondus avec les traces de lait sur sa langue. Ceux du muguet ne partent pas quand on frotte avec le doigt sur la langue du bébé.

Parfois le seul signe de la mycose du sein est une douleur qui irradie après la tétée, alors que le sein semble extérieurement totalement normal, ou qui se réactive dès qu'on mange du sucré (le *Candida albicans*, le microbe responsable de la mycose, se nourrit de sucre !).

Comme il y a de plus en plus de mycoses résistantes, votre médecin vous prescrira peut-être d'emblée un antibiotique ciblé, sans passer par la case « violet de gentiane ».

Réflexe d'éjection fort

À peine avez-vous dégrafé votre soutien-gorge, à peine votre bébé commence-t-il à téter que le lait sort en geyser (le terme « système d'arrosage automatique » peut vous parler !). Votre bébé s'étouffe ou avale très vite en début de tétée. Ses selles sont verdâtres, vous avez peut-être un réflexe d'éjection fort (REF).

Le REF peut aussi se repérer à l'attitude du bébé. Habitué à avoir le lait qui coule tout seul, il tète avec moins d'énergie et se retrouve frustré. Il s'énerve donc quand il doit faire l'effort de téter. Sa courbe de poids peut alors stagner alors que vous avez l'impression qu'il prend assez de lait.

Que faire ?

- Videz un peu de lait avant la tétée en déclenchant le réflexe d'éjection à la main et donnez ensuite le sein quand le lait cesse de sortir en jet.
- Interrompez la tétée quelques secondes le temps que le lait jaillisse et reprenez. Votre bébé risque de râler un peu.
- Comprimez le sein pendant la deuxième partie de la tétée pour aider votre bébé à prendre plus de lait.
- Proposez le même sein plus fréquemment pour que le début de tétée soit moins soumis au REF.
- Allaitez allongée (le REF est alors moins fort).

Le REF diminue au fil des semaines.

Réflexe d'éjection dysphorique (RED)

Sous l'effet d'un dérèglement qui fait que la montée d'ocytocine annihile complètement votre dopamine lors de l'éjection du lait, vous avez des idées noires et vous vous sentez très déprimée au moment d'allaiter. Ce n'est pas votre santé mentale mais vos hormones qui vous jouent un vilain tour et ça n'est que temporaire. Parlez-en autour de vous et organisez des rituels agréables autour de la tétée pour contrebalancer la morosité : massage des pieds par votre compagnon, écoute de votre musique préférée, etc. L'acupuncture aurait un effet bénéfique pour vous aider à faire remonter la dopamine.

Ampoule de lait

Douloureuse à la tétée et lors des frottements avec vos habits, l'ampoule de lait se présente sous forme d'une petite cloque blanche sur le mamelon. Elle peut notamment être provoquée par une mauvaise prise du sein, le frottement de la téterelle du tire-lait ou un canal bouché. Pour la traiter, percez l'ampoule avec une aiguille désinfectée et appliquez une crème type Homéoplasmine. N'hésitez pas à faire appel à une sage-femme ou à une consultante en lactation. Pensez également à chercher sa cause pour éviter la récidive.

Vasospasmes du mamelon

Après la tétée, votre mamelon est tout blanc et douloureux puis passe quelques secondes ou minutes plus tard au rouge foncé. Il s'agit d'une variante de la maladie de Raynaud qui provoque des troubles de la circulation. Consultez votre médecin ou votre sage-femme pour en savoir plus et pour obtenir le traitement médical adéquat.

Pour prévenir ces désagréments, protégez vos seins du froid et, si cela ne suffit pas, protégez votre corps de manière plus large. Appliquez un gant de toilette imbibé d'eau bien chaude après la tétée.

Galactocèle

Vous détectez une boule dans votre sein ? Il peut s'agir d'une poche de votre lait appelée « galactocèle » ou encore « kyste de lait ». Ces kystes peuvent être dus à des soutiens-gorge trop serrés, à la pression de coquilles d'allaitement ou à des positions comprimant certaines zones du sein.

En attendant la consultation, évitez les points de pression sur le sein et massez la zone douloureuse. Appliquez des gants de toilette imbibés d'eau chaude. Allaitez dans la position de la louve avec le bébé allongé et vous au-dessus pour favoriser le drainage du sein.

Consultez un médecin qui vous prescrira une échographie si nécessaire.

Témoignages

Céline, 35 ans – *Maman de trois enfants de 7, 5 et 2,5 ans*

De mes trois enfants, William, le dernier, est le seul enfant que j'ai allaité. Nos débuts ont vraiment été très difficiles. William est né avec plus de trois semaines d'avance par déclenchement.

Pendant les premières 24 heures, il n'a quasiment pas tété. Une auxiliaire de puériculture adorable m'a expliqué comment tirer mon lait manuellement et comment lui donner le précieux colostrum à la petite cuillère. Lors de la première nuit, une sage-femme m'a proposé un bout de sein en silicone à placer sur le sein afin de lui donner une vraie forme de téton pour que William réussisse mieux à l'attraper car j'ai les seins ombiliqués. Et cela a fonctionné : il tétait, mais ne déglutissait pas bien.

Au 2e jour, il avait perdu plus de 10 % de son poids ; j'ai donc pendant toute la période de maternité et pendant un mois tiré mon lait entre chaque tétée, jour et nuit, afin de le complémenter. D'abord à la pipette et au doigt et ensuite avec un DAL que j'ai fabriqué grâce à ma conseillère en lactation. On s'est servi d'un biberon dans lequel on a inséré une sorte de petite paille. À partir de cette période, je lui ai donné le complément en même temps que la tétée. Cette période était hypercontraignante et épuisante mais je ne voulais rien lâcher. William a également vu deux fois l'ostéo qui l'a manipulé pour que la succion se fasse du mieux possible. Puis, avec ma conseillère en lactation, elle nous a appris à bien nous positionner. Lors de cette séance, William était endormi contre moi ventre contre ventre, la tête vers le haut contre mon cœur. Puis lorsqu'il a donné des signes d'éveil, on l'a laissé tout seul se placer au sein. C'était donc ça le secret : laisser faire la nature. C'est à partir du jour de son terme que tout s'est arrangé ou presque. J'ai senti en lui une force vraiment différente. J'en ai profité pour enlever les bouts de sein en silicone et c'était parti ! Je n'oublierai jamais cette phrase de ma conseillère en lactation : « Le temps est un allié. »

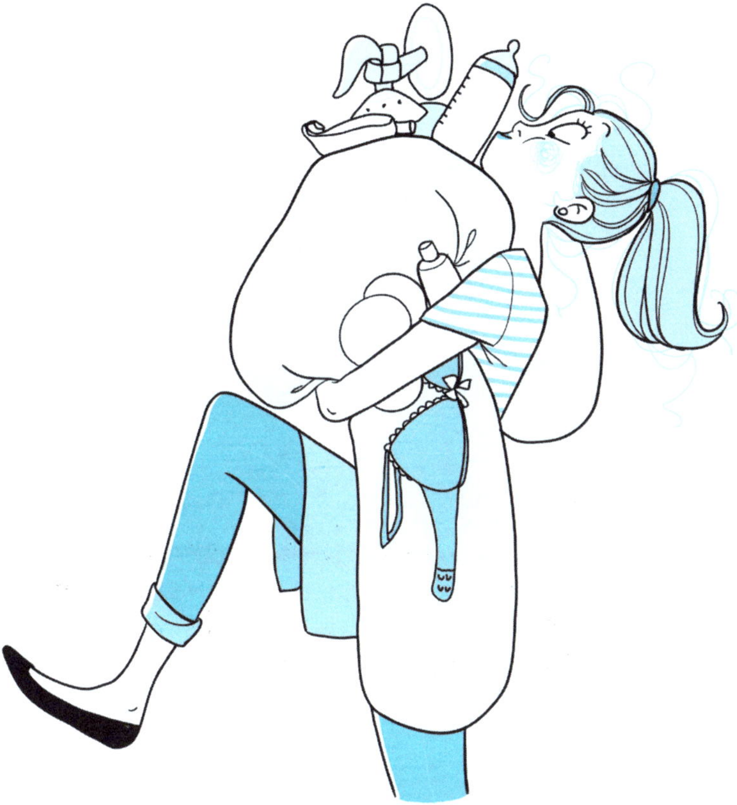

Acte 3

Le matériel

Allaiter son enfant ne nécessite pas de matériel particulier. Une maman, ses seins et un bébé, voilà un trio qui se suffit à lui-même. Effectivement, *a priori*, aucun investissement matériel n'est donc nécessaire, mais…

Pourquoi faudrait-il du matériel spécifique ?

On peut allaiter sans soucis, sans utiliser aucun accessoire. Demandez à votre mère ou, mieux, à votre grand-mère comment cela se passait à l'époque si elles allaitaient. Un mouchoir dans le soutien-gorge, on avait éventuellement un tire-lait et on soignait les petits bobos de l'allaitement avec des remèdes de bonne femme. Hop, c'était réglé.

Sauf que nous sommes désormais au XXIe siècle et que, même si la société de consommation nous a créé des besoins inutiles en termes d'allaitement, il ne faut pas cracher sur le confort qu'apportent certains produits. Il faut aussi comprendre que nous n'avons pas la même vie que nos grands-mères, que nous sommes bien souvent des femmes actives dont le temps et l'énergie sont des denrées précieuses.

Alors oui, en toute franchise, on peut allaiter sans accessoires mais à condition de rester à la maison, de ne pas travailler et d'avoir une vie entre parenthèses et dédiée à la maternité. Autrement, on aura du mal à se passer ne serait-ce que du confort et de l'économie de lessive que procurent les coussinets d'allaitement jetables par exemple.

Dans les faits, il y a les objets basiques dont on aura du mal à se passer et les autres, complètement accessoires qui peuvent cependant être utiles dans certaines situations ou que l'on aura simplement plaisir à utiliser.

Nous vous proposons ici une liste des accessoires tournés vers l'allaitement en vous expliquant leur mode de fonctionnement, leur utilité et leur nécessité selon les situations.

À vous de décider quels seront les objets qui vous paraissent incontournables et ceux dont vous n'aurez pas l'utilité.

Le matériel de A à Z

Pour vous y retrouver dans la jungle du matériel d'allaitement, lisez attentivement les pages qui suivent.

Alcootest pour lait maternel

Si après avoir bu un peu d'alcool, vous voulez savoir si votre lait maternel peut tout de même être bu sans risque par votre bébé, il existe désormais des bandelettes sur lesquelles on dépose une goutte de lait fraîchement tiré. Dans les minutes qui suivent, la couleur de la bandelette vous indiquera si votre bébé peut boire au sein ou s'il vaut mieux lui donner du lait que vous aurez tiré au préalable ou du lait artificiel.

Inutile, évidemment, si vous ne buvez pas d'alcool durant votre allaitement.

Nous ne vous conseillons pas d'investir dans ces alcootests avant d'avoir bien lancé votre allaitement. Ensuite, si l'allaitement vous paraît trop restrictif en ce qui concerne la consommation d'alcool occasionnelle (un verre lors d'un repas par exemple), pourquoi ne pas essayer.

Bague ou bracelet d'allaitement

Ces petits bijoux sont des gadgets destinés à vous aider à savoir quel sein donner. Entre les nuits agitées et la fatigue, on ne sait plus forcément quel sein on est censée proposer à son bébé. Il suffit alors de consulter son bijou. Sur les bagues, il faut retourner une petite pastille sur laquelle est indiqué D ou G. Pour les bracelets, il suffit de changer le bracelet d'une main à l'autre. Un bracelet élastique classique fera donc aussi bien l'affaire.

Ces petits bijoux semblent utiles mais le problème, c'est qu'une fois la tétée terminée, on se demande si on a déjà changé le bracelet de poignet ou si on a déjà fait tourner la pastille de la bague. Il faut alors se donner une règle : je change le signal en début ou en fin de tétée.

L'investissement dans une bague ou un bracelet d'allaitement n'est vraiment pas nécessaire, mais si vous craquez pour l'un des modèles, souvent très jolis, il faut l'avouer, ou que l'on vous en offre un, ne boudez pas votre plaisir. Dans quelques années, cela pourra aussi être un joli souvenir de votre allaitement et un bijou à valeur sentimentale à transmettre à votre fille, qui sait ?

Certaines mamans préfèrent accrocher un trombone ou une épingle à nourrice sur le bonnet du soutien-gorge. Sinon, il suffit de « soupeser » chaque sein et donner en premier celui qui semble le plus lourd, donc le plus « plein ».

Biberon

À quoi peut bien servir un biberon quand on allaite ? À pas grand-chose à vrai dire si on allaite à 100 %. Certains bébés allaités longtemps vont même passer directement au verre sans passer par la case biberon.

Il est tout de même incontournable d'avoir au moins un biberon à la maison au cas où. N'imaginons pas le pire, mais vous pouvez être hospitalisée de nuit en urgence par exemple et votre bébé aura besoin de boire autrement qu'au sein.

Ensuite, vous aurez peut-être envie de passer le relais et que quelqu'un donne un biberon de votre lait ou de lait artificiel de temps en temps. Cela vous permet de vous offrir une nuit complète ou une petite sortie pour prendre l'air, seule.

Nous vous conseillons d'investir dans 1 ou 2 biberons pour commencer. Vous compléterez votre collection si nécessaire au moment du sevrage. Vous aurez ainsi dans le placard de quoi vous dépanner si besoin. Choisissez des biberons qui rappellent le plus possible la forme du sein maternel car ils minimisent le risque de confusion sein-tétine. Plusieurs marques comme Tommee Tippee, Nuby ou Avent offrent ce genre de modèle qui sont de bons compagnons pour l'allaitement mixte. En effet, le bébé conserve la même manière de téter qu'au sein en raison de leur design et de leur texture. Pensez également à choisir des tétines avec des valves anticoliques pour éviter que votre bébé n'avale de l'air.

Quelle matière choisir : verre ou plastique ? Aujourd'hui, les biberons en plastique ne contiennent plus de bisphénol, mais, si vous avez la fibre écolo, il est vrai que le verre reste la matière la plus neutre pour votre enfant. Mais attention à la casse quand bébé devient plus grand et se promène avec son biberon !

Bouts de sein

Aussi appelés « téterelles », ces morceaux de silicone s'appliquent comme une deuxième peau sur le mamelon. Quelques trous au bout permettent au lait de s'écouler. Les bouts de sein actuels laissent la peau de la maman en contact avec le nez de bébé pour entraver le moins possible l'allaitement.

Choisissez des bouts de sein dont la taille convient à votre morphologie.

Les bouts de sein sont utilisés dans différents cas : lorsque les mamelons sont plats ou rétractés pour faciliter l'allaitement du bébé prématuré et pour continuer à allaiter quand la douleur (des crevasses par exemple) est trop vive. Dans ce dernier cas, il est recommandé d'utiliser les bouts de sein le moins longtemps possible car le bébé va s'habituer à téter ainsi et aura peut-être ensuite du mal à s'en passer.

Les bouts de sein peuvent en effet induire d'autres soucis comme la prise de poids trop faible du bébé ou une baisse de la lactation car l'enfant ne tète pas de manière optimale.

Pour mettre correctement un bout de sein, retournez-le et appliquez-le en partant de la pointe du bout de votre téton puis faites-le glisser progressivement en chassant les bulles d'air. Vous pouvez éventuellement faire perler un peu de lait et l'étaler sur votre mamelon pour maximiser l'adhérence.

Lavez-les à l'eau savonneuse puis rincez-les à l'eau claire et laissez-les sécher à l'air libre, sur un égoutte-biberon par exemple, et rangez-les dans leur boîte.

Vous pouvez acheter des bouts de sein en pharmacie ou dans les magasins spécialisés en puériculture.

Pas besoin d'acheter des bouts de sein comme matériel de base pour allaiter si votre sage-femme ne vous le conseille pas en raison d'un problème spécifique.

Bustier pour tirer son lait

Voilà un accessoire bien pratique si vous avez besoin de tirer beaucoup et régulièrement votre lait. Il permet d'installer un tire-lait électrique double pompage (voir page 90). Il maintient en effet les téterelles du tire-lait appliquées sur vos seins et vous laisse vos deux mains libres pour faire autre chose.

Ce système est très apprécié des mamans actives qui tirent leur lait sur leur lieu de travail et peuvent ainsi continuer à taper à l'ordinateur, à lire, ou à téléphoner, à condition que le tire-lait ne soit pas trop bruyant !

Un investissement non nécessaire au début de l'allaitement mais à considérer si vous souhaitez continuer à allaiter à la reprise du travail. Testez d'abord comment vous vous débrouillez et comment vous vous sentez face à un tire-lait. Certaines femmes supportent en effet moins bien le côté « traite » du tire-lait électrique double pompage.

Chauffe-biberon

Il peut être utile si vous donnez du lait maternel au biberon à votre bébé, mais il existe d'autres moyens plus économiques de faire réchauffer le lait qui a été stocké au réfrigérateur ou au congélateur. Pas une priorité donc.

Le plus de la sage-femme

Attention à ne jamais trop chauffer le lait maternel au risque de détruire certains nutriments, dont les acides gras oméga 3. Il faut juste tiédir le lait en laissant par exemple le biberon tremper quelques minutes dans de l'eau chaude.

Collier d'allaitement

Il s'agit d'un collier de perles colorées avec lequel le bébé peut s'amuser durant la tétée, ce qui évite qu'il se retourne sur d'autres choses ou lève la tête s'il a du mal à se concentrer. Pas nécessaire du tout, à voir selon l'attitude de votre bébé et facilement remplaçable par n'importe quel sautoir classique.

Compresses réfrigérantes ou chauffantes

Il s'agit de compresses hydrogel ou de sachets remplis de gel. Appliquées sur les seins, elles soulagent les mamelons des douleurs dues aux crevasses ou à la stimulation intense du bout de sein lors de certaines tétées très longues. Leur action permet également de cicatriser plus rapidement.

Certaines compresses peuvent également être chauffées. Elles aident alors à stimuler la montée de lait et à décongestionner pendant la montée de lait par exemple.

Elles peuvent être agréables dans certains cas, mais, en général, leur efficacité se fait ressentir seulement sur quelques jours. À n'acheter que si nécessaire.

Le plus de la sage-femme

Petite astuce si vous avez besoin ponctuellement d'une compresse froide : quelques glaçons dans un sachet de congélation, le tout entouré d'une feuille de papier essuie-tout (pour éviter le contact direct sur la peau). À poser quelques instants sur la zone sensible.

Et pour une compresse chaude : un gant bien chaud, appliqué là où le sein est plus tendu ou sensible, tout simplement.

Coquillages d'allaitement

Comme leur nom l'indique, ce sont de vrais coquillages. Ils s'appliquent sur les mamelons dans le soutien-gorge pour permettre au surplus de lait de rester en contact avec la peau pour aider à la cicatrisation. La nacre du coquillage apporterait, selon les témoignages, une fraîcheur agréable.

Les coquillages doivent être nettoyés régulièrement à l'eau savonneuse et rincés à l'eau claire pour éviter la prolifération bactérienne.

Contrairement aux coquilles d'allaitement, le coquillage ne stimule pas la lactation.

Coquilles d'allaitement

Les coquilles d'allaitement sont des coupelles en plastique que l'on installe dans le soutien-gorge. Elles recueillent le lait qui s'écoule de vos seins entre deux tétées ou sur un des seins quand le bébé boit de l'autre côté et évitent ainsi les fuites de lait.

Les coquilles sont utiles de manière temporaire et le lait ainsi recueilli doit être mis au frais dans la demi-heure qui suit pour que la prolifération bactérienne ne soit pas trop importante. Il est déconseillé de les porter toute la journée et la nuit, car, en faisant pression sur le sein, elles peuvent surstimuler la lactation. De plus, le plastique peut être assez inconfortable et les coquilles sont très visibles sous les vêtements, il est donc difficile de sortir

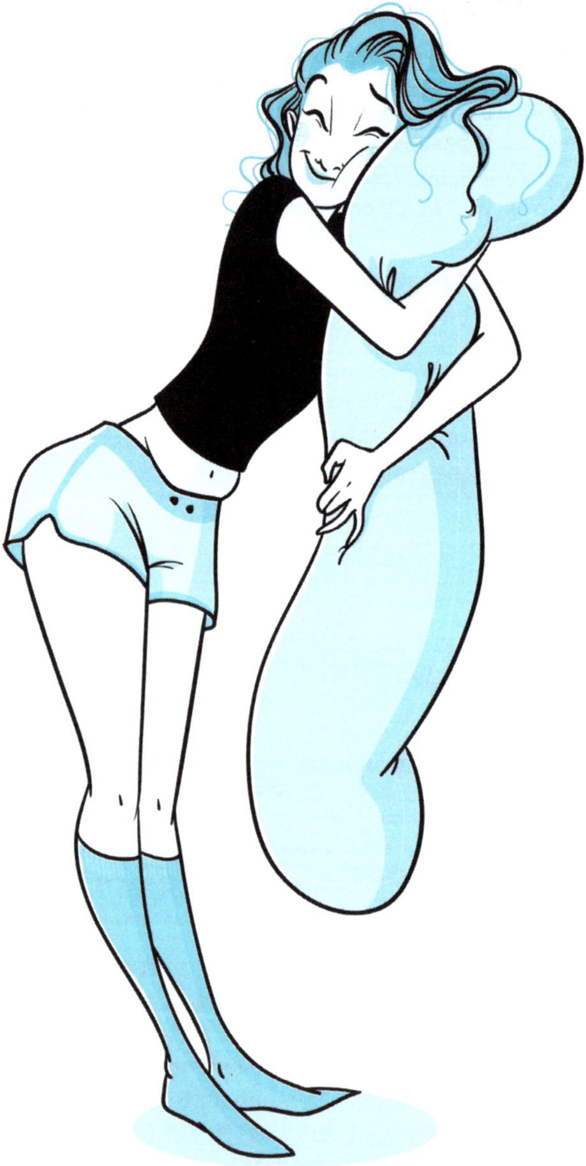

avec. Le haut de ces coquilles est souvent percé de quelques trous pour l'aération. Attention donc en vous penchant en avant...

L'achat des coquilles d'allaitement n'est pas préconisé d'emblée. À vous de voir si votre production de lait le nécessite.

Les coquilles d'allaitement permettent une cicatrisation en milieu humide mais il faut cependant veiller à éviter la macération. Certains modèles se présentent avec un bec verseur pour faciliter le recueil du lait.

Il existe également des modèles en argent aux vertus antiseptiques et cicatrisantes.

Coupe d'allaitement

Une coupelle reliée à un petit récipient ou à un biberon recueille votre lait exprimé manuellement comme une sorte d'entonnoir. Cela vous permet de ne pas transvaser le lait d'un récipient à un autre.

Exprimer son lait consiste à faire sortir le lait du sein par une pression des doigts : positionnez le pouce et le majeur de part et d'autre de l'aréole et pressez en les ramenant derrière le téton. Attention à ne pas faire glisser les doigts sur la peau, ils doivent rester à leur place initiale.

Il n'est pas aisé d'exprimer son lait de manière manuelle, aussi mieux vaut attendre de voir si vous avez une sécrétion lactée suffisamment abondante et si vous trouvez facile d'exprimer votre lait à la main avant d'investir dans un tel objet.

Coussin d'allaitement

Ce gros coussin en forme de traversin est rempli de billes ou de mousse à mémoire de formes. Il devient souvent le meilleur ami des femmes enceintes durant la grossesse, quand le ventre commence à peser lourd et qu'il est pénible de trouver une position confortable pour dormir. Ses formes épousent le ventre et le maintiennent dans la position que l'on souhaite.

À la naissance du bébé, le coussin d'allaitement vous aide à trouver plus facilement une position confortable pour allaiter. Il vous permet de caler votre bébé à hauteur de sein et de ne pas avoir à le porter à la force de vos bras, ce qui peut engendrer des douleurs dorsales. Prenez garde à ne pas vous pencher vers votre bébé et à bien vous adosser. Appliquez bien votre bébé contre votre corps, le coussin est présent simplement pour le maintenir et non pour le soutenir. Vous pouvez aussi avoir un coussin qui soutient l'enfant, comme cela vous avez moins d'effort de « portage » à faire et cela soulage les tensions dans vos épaules.

À choisir avec une housse amovible facilement lavable. N'oubliez pas de l'emporter à la maternité.

Le coussin d'allaitement apporte un vrai confort durant la grossesse et pendant l'allaitement, il serait dommage de vous en passer ! Demandez à votre sage-femme de vous expliquer son fonctionnement durant les cours de préparation à l'accouchement pour en faire le meilleur usage.

Le plus de la sage-femme

Le coussin de grossesse, souvent plus long (150-180 cm) que le coussin d'allaitement, pourra facilement faire double usage. Attention aux prix : les coussins bon marché sont rarement de bonne qualité (trop mous, trop durs, pas assez adaptables, etc.), mais un prix élevé n'est pas toujours gage de qualité non plus. N'attendez pas le neuvième mois pour l'acheter afin de profiter de son confort tout au long de la grossesse !

Coussinets d'allaitement jetables

Ces ronds adhésifs ressemblent à des serviettes hygiéniques fines que l'on accrocherait dans le soutien-gorge. Ils sont indispensables ! Les coussinets d'allaitement jetables vont vous éviter d'avoir des fuites de lait, notamment durant la montée de lait ou la nuit.

Certaines femmes n'ont jamais de lait qui s'écoule de leurs seins hors des tétées, mais la majorité subit ces désagréments surtout au début de l'allaitement. Nous vous conseillons donc d'investir dans une boîte de coussinets jetables pour la maternité puis de racheter au fur et à mesure selon vos besoins en testant différentes marques. Ceux vendus en hypermarché sous les marques des enseignes sont parfois moins chers que ceux des fabricants de biberons et pourtant tout aussi efficaces. Si vous devez sortir pour un dîner ou travailler, certains modèles très fins et très absorbants, mais un peu plus chers que les autres, sont bluffants.

Changez les coussinets dès que vous avez une sensation d'humidité et avant de vous coucher pour la nuit. La macération peut en effet engendrer des irritations.

Le plus de la sage-femme

Certains coussinets jetables sont doublés d'une feuille plastique pour éviter les auréoles sur les vêtements. C'est très pratique, mais peut-être à ne pas utiliser tout le temps pour laisser la peau respirer.

Coussinets d'allaitement lavables

Voilà une très bonne alternative aux coussinets jetables. Ces coussinets en coton ou en molleton (souvent bio) absorbent l'excédent de lait. Ils sont très confortables et plus doux à porter que les coussinets jetables. Le revers de la médaille est qu'ils sont moins absorbants et qu'il faut donc les changer plus souvent. Ils peuvent être un peu justes pour les nuits notamment.

Le plus de la sage-femme

Prévoir plusieurs paires de rechange, le temps de laver et de sécher ceux que vous venez d'utiliser. Ou bien à utiliser en alternance avec les coussinets jetables.

Coussinets d'allaitement en silicone

Ils ont le même rôle que leurs cousins jetables et lavables, mais ils sont encore plus discrets. Leur bémol : ils ont une durée de vie limitée pour un prix assez élevé.

Crème à la lanoline

La crème à la lanoline est un très bon moyen de prévenir les échauffements des bouts de sein après une longue tétée par exemple. Vous pouvez vous contenter d'étaler une goutte de lait à la fin de la tétée, mais la crème à la lanoline apporte également un réconfort en léger massage. Choisissez une crème à la lanoline purifiée (Lansinoh, Purelan, Dodie) et appliquez-la dès les premières sensations désagréables de picotement ou d'irritation après chaque tétée. Ces crèmes sont souvent assez coûteuses, mais il suffit d'en mettre une très petite quantité pour que la peau l'absorbe très vite.

À mettre dans votre sac pour la maternité.

DAL

Le dispositif d'aide à la lactation ou dispositif auxiliaire de lactation appelé couramment DAL est un système visant à aider certaines femmes qui ont des difficultés à allaiter un bébé trop faible pour téter vigoureusement. Un petit tuyau relié à un réservoir de lait (maternel ou artificiel) accroché au cou ou à l'épaule de la maman permet au bébé de prendre un complément de lait tout en buvant directement au sein. Le sein est ainsi stimulé et le bébé n'a pas besoin de complément au biberon, préservant ainsi sa bonne succion.

Voilà un système qui est peu utilisé mais qui peut sauver des allaitements.

Le plus de la sage-femme

Le DAL peut aussi être un dispositif pour donner du lait de complément à un enfant, sans utiliser de biberon (et éviter de créer une confusion sein-tétine) : le petit tuyau est alors posé le long du petit doigt de sa mère ou de son père, et l'enfant tète le petit doigt tout en recevant du lait.

Le dispositif d'aide à la lactation n'a pas vocation à vous accompagner durant tout l'allaitement. Il est juste là pour favoriser sa mise en place, stimuler votre lactation et habituer bébé à téter au sein. Au bout de quelques semaines, vous devriez pouvoir vous en passer.

Écharpe ou porte-bébé

L'écharpe ou le porte-bébé physiologique sont de bons moyens pour porter son bébé tout en restant libre de ses mains. Certaines mamans très habiles arrivent même à allaiter leur bébé pendant qu'il est porté. C'est un très bon complément, voire une alternative à la poussette qui convient très bien au mode de fonctionnement d'un couple maman-bébé allaité. N'hésitez pas à lire nos conseils, pages 151-152-153.

Huile de massage

Une huile de massage pourra vous êtes très utile lors de la montée de lait. En massant vos seins en rond autour de l'aréole, vous décongestionnerez la zone.

Choisissez une huile végétale neutre ou une huile spéciale pour l'allaitement (par exemple Weleda), et massez le sein en évitant l'aréole et le bout du sein, là où tète votre enfant.

Lait artificiel

Les puristes vous diront que rien ne sert d'avoir du lait artificiel dans vos placards et qu'en avoir, c'est avoir la tentation de s'en servir. C'est vrai, mais le lait artificiel peut vous rendre un sacré service si nécessaire. Il peut également rassurer certaines qui ont tendance à s'inquiéter. Le savoir à proximité sans avoir besoin de s'en servir peut calmer les angoisses. Optez pour une petite boîte de lait hypoallergénique « HA » premier âge. Si vous ne l'avez pas utilisée, vous pourrez en faire don à la banque alimentaire.

Une fois la boîte ouverte, le lait en poudre va se conserver 2 à 3 semaines. Pour améliorer sa conservation, pensez à bien refermer le couvercle après utilisation et vous pouvez aussi le ranger au réfrigérateur s'il fait chaud.

Pastilles de stérilisation

Ces pastilles que vous trouverez en pharmacie sont utilisées pour stériliser le matériel à froid. Elles sont plus économiques que d'investir dans un stérilisateur et dépannent ponctuellement si besoin mais, nous vous le rappelons, il n'y a pas lieu de stériliser les biberons ou le tire-lait si votre enfant est en bonne santé.

La solution de stérilisation doit être remplacée toutes les 24 heures. Ces pastilles dégagent une forte odeur de « propre » (comme celle de la piscine) qui ne convient pas forcément à tout le monde.

Pot de conservation/congélation

Les pots de conservation peuvent également être utilisés pour la congélation de votre lait tiré. Ils ont l'avantage par rapport aux sachets de congélation (voir ci-dessous) de pouvoir être réutilisés.

Sachets de congélation

Vendus préstérilisés, ils vous permettent de stocker votre lait au congélateur ou au réfrigérateur dans les meilleures conditions et en prenant le moins de place possible. Ils sont très utiles lorsque l'on reprend le travail. Le format les rend très facilement transportables et ils peuvent être transmis simplement aux crèches et aux assistantes maternelles.

Important : pensez à noter dessus la date à laquelle vous avez tiré votre lait, le nombre de millilitres tirés et le prénom de votre enfant si le lait doit être donné à l'extérieur.

Stérilisateur

Le stérilisateur n'est plus recommandé pour les bébés allaités au biberon et donc encore moins pour les bébés allaités au sein. Les biberons et le matériel utilisé pour tirer son lait, s'ils sont bien nettoyés à l'eau savonneuse, rincés à l'eau claire, séchés à l'air libre puis stockés dans des endroits propres peuvent être utilisés pour un bébé en bonne santé né à terme. Pour les prématurés, la stérilisation peut être recommandée les premiers mois. Si vous donnez votre lait au lactarium, on vous demandera également de stériliser votre matériel.

Éventuellement, vous pouvez stériliser de temps en temps votre matériel à l'eau ou avec une pastille de stérilisation (voir page 88), mais cela n'est pas une nécessité.

Si vous préférez quand même stériliser, il existe également des stérilisateurs à utiliser avec le micro-ondes. Petits, rapides et assez pratiques.

Sucette pour bébé (tétine)

Il est plutôt déconseillé de donner une sucette d'apaisement à un bébé allaité. On considère en effet que le bébé peut satisfaire son besoin de succion au sein. Le danger est également d'entraîner une confusion sein-tétine ou que la sécrétion lactée de la maman pâtisse de la succion reportée sur la tétine. Il faut donc avoir bien en tête ces possibilités avant de donner une sucette à votre bébé.

Seulement dans les faits, il est aussi évident que certains bébés ont un très fort besoin de succion qui n'est pas en rapport avec leur alimentation. Téter les rassure et leur procure un bien-être. Souvent ces bébés recrachent d'ailleurs le lait en même temps qu'ils boivent car ils sont repus. Ces tétées très longues peuvent générer des irritations des bouts de sein et des crevasses. Vous pouvez lui donner votre doigt à téter, mais de façon transitoire. Essayez de retarder au maximum le moment de lui proposer la sucette, mais si la prise de poids est bonne et si l'enfant semble apprécier, la tétine peut être une solution. Il faudra ensuite trouver comment vous en débarrasser mais là, c'est une autre histoire !

Le plus de la sage-femme

Les enfants ayant un très fort besoin de succion sont souvent bien améliorés après une séance d'ostéopathie, en particulier si l'accouchement a été très rapide ou très long, ou bien avec des forceps. Demandez conseil à votre médecin ou à votre sage-femme.

Tire-lait

Un tire-lait est un système qui vous permet d'exprimer le lait de vos seins. Une téterelle appliquée sur vos seins et un système de pompage vont permettre de recréer artificiellement une succion. Le lait extrait va ensuite dans un récipient relié par un tube à la téterelle.

Il en existe différentes sortes :

- **tire-lait manuel :** vous actionnez vous-même manuellement une pompe.
- **tire-lait électrique :** un moteur actionne le pompage. Vous avez juste à appliquer la téterelle sur votre sein.
- **tire-lait électrique double pompage :** ces modèles à double téterelle permettent de tirer le lait des deux seins en même temps, ce qui offre un gain de temps considérable.

Si vous souhaitez tirer votre lait de manière très occasionnelle, un tire-lait manuel fera l'affaire. Si votre mode de vie inclut au moins un tirage quotidien, il vaut mieux vous orienter vers un tire-lait électrique, et si le côté « traite » ne vous fait pas peur,

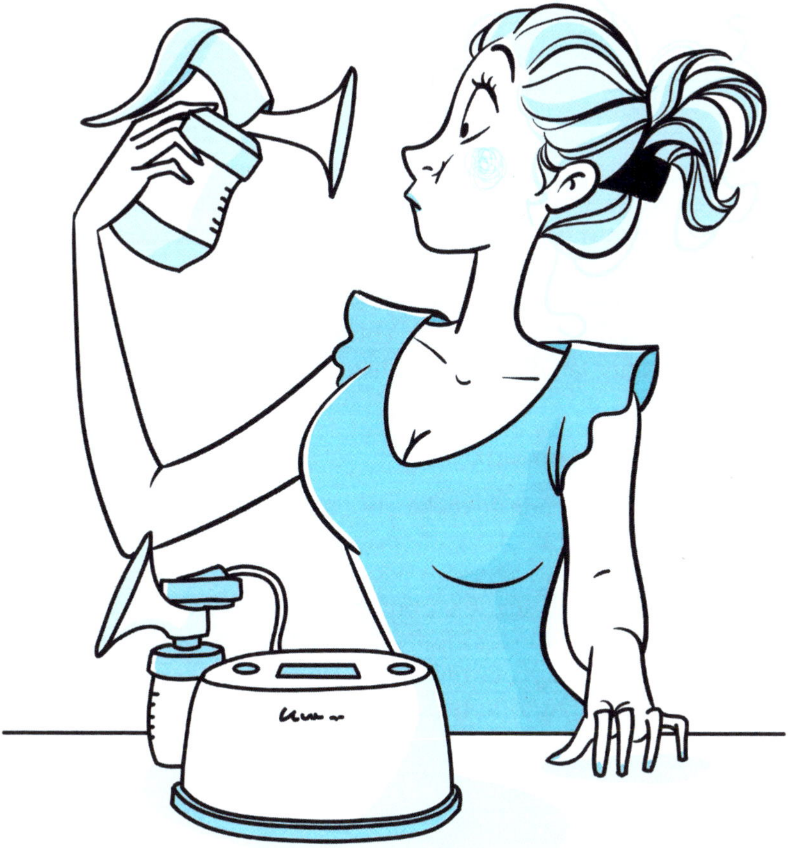

optez pour un modèle double pompage. Sachez que la location d'un tire-lait en pharmacie est remboursée par la Sécurité sociale.

Selon l'arrêté du 11 mars 2019, la Sécurité sociale rembourse 7,50 € par semaine la location d'un tire-lait sur prescription de la sage-femme ou du médecin. La prescription initiale est limitée à 10 semaines, ceci afin d'assurer le suivi de l'allaitement et prévenir les arrêts précoces. La prescription peut ensuite être renouvelée par période maximale de trois mois.

Les téterelles sont prises en charge à l'achat : le kit de pompage, téterelle, biberon et tube de raccordement est fixé à 12 € (prix limite de vente : 20 €) en expression simple, et à 22 € (prix limite de vente : 37 €) pour un double pompage (pour six mois). Comparez bien les différentes offres (pharmacie, Internet...) car les tire-lait à double pompage sont parfaits loués à tarif plus élevé, autour de 25 € hebdomadaire. Il faut aussi connaître sa taille de mamelon afin d'identifier la taille de téterelle qui vous convient.

Tisane d'allaitement

Il existe une multitude de mélanges pour l'allaitement. Bien souvent, les tisanes d'allaitement sont à base de fenouil, de fenugrec, d'anis ou de badiane pour booster la lactation. Les pouvoirs galactogènes de ces plantes n'ont pas été prouvés scientifiquement et il semble que les aliments galactogènes diffèrent selon les femmes. La sauge, en revanche, peut être utilisée en cas de production trop importante pour calmer le jeu.

Il s'agit d'une bonne alternative au thé et le goût des mélanges est en général agréable.

Vêtements d'allaitement

- ***Soutien-gorge* :** voilà l'achat dont il est compliqué de se passer. Différents modèles d'attaches vous permettent de libérer le sein d'une main pendant que vous tenez votre bébé de l'autre.

Investissez dans deux soutiens-gorge au minimum, ainsi quand vous portez l'un, vous pouvez laver l'autre. Il est nécessaire d'avoir un soutien-gorge à votre taille à larges bretelles qui soutient bien votre poitrine et qui ne vous serre pas au niveau de l'élastique. Un soutien-gorge mal adapté peut entraîner des complications de votre allaitement. De plus, un bon maintien vous aide à garder une poitrine aussi jolie que possible maintenant et pour le futur. Désormais, on trouve de très jolis soutiens-gorge qui n'ont rien à envier à la lingerie classique. Il est possible d'être mère nourricière et femme en même temps, pourquoi s'en priver ?

- **Pyjama ou chemise de nuit d'allaitement :** ces vêtements proposent une ouverture spéciale sous la poitrine ou sur le côté des seins. Ils peuvent être bien pratiques à la maternité notamment. Ils sont bien utiles pour sortir le sein sans ouvrir les yeux lors des tétées nocturnes.

- **Robe, top, pull d'allaitement :** il est tout à fait possible de ne pas investir dans ces vêtements durant l'allaitement en portant plusieurs couches de vêtements pour allaiter facilement et discrètement. Les « hauts » d'allaitement sont tout de même très utiles. Ils permettent de sortir le sein et d'allaiter son bébé en toute discrétion. Il existe désormais des vêtements pour allaiter dans toutes les gammes de prix et de style. Certains sont également portables durant la grossesse. Si vous êtes amatrice de robes ou si vous avez une occasion particulière comme un mariage, l'investissement peut être fort utile car une robe classique peut vous donner du fil à retordre pour allaiter facilement. Si votre bébé réclame durant la cérémonie, il est plus aisé de dégager discrètement son sein dans une robe d'allaitement que de sortir pour dézipper dans le dos une robe classique, par exemple.

Le plus de la sage-femme

Si vous ne vous sentez pas à l'aise à l'idée d'allaiter en public, il y a aussi des « capes d'allaitement » : ce sont de grands foulards très légers qui couvrent votre sein et votre enfant en train de téter.

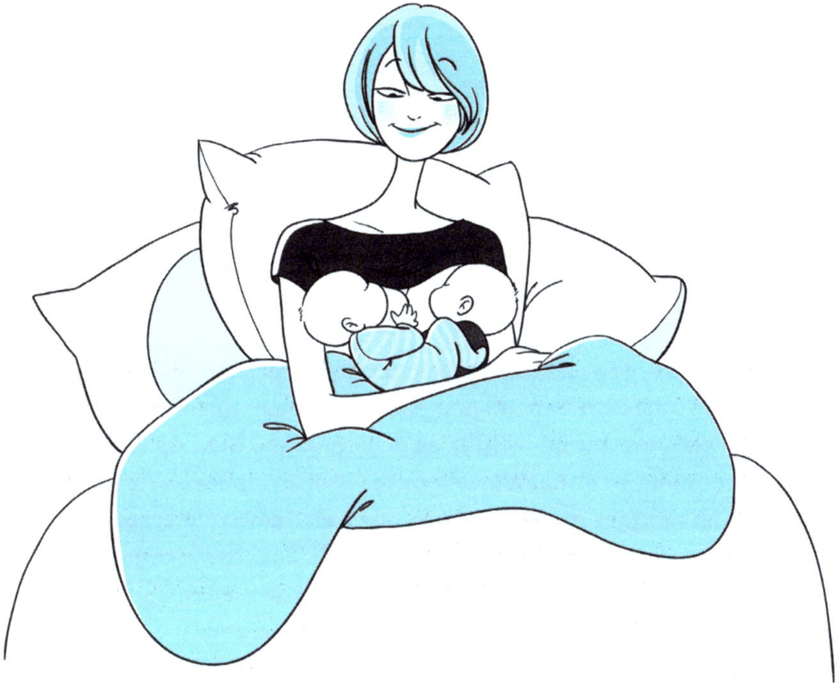

Acte 4

Les cas particuliers

S'il n'y a pas deux allaitements identiques, certains allaitements sont tout de même un peu plus particuliers que d'autres ou rencontrent des obstacles peu courants. Bien souvent, on conseille à ces mamans d'arrêter d'allaiter pour se faciliter la vie en mettant de côté tout ce que l'allaitement leur apporte. La société actuelle a tendance à voir l'allaitement comme une complication supplémentaire au lieu de mettre en place des choses pour maintenir l'allaitement.
Il y a effectivement beaucoup de situations où il semble plus facile d'arrêter d'allaiter ou même de ne pas essayer. À vous de voir quelle est votre motivation, quelles sont vos envies et de réfléchir aux conséquences de votre décision.
Réussir à allaiter son enfant alors que cela semble compliqué implique une grande confiance en soi, mais est également quelque chose de très valorisant.

Selon votre état de santé

Allaiter est une action directement en rapport avec le corps. Si vous êtes malade, si vous avez des douleurs, cela peut se répercuter sur votre allaitement.

Allaiter après une césarienne

L'accouchement par césarienne n'est pas un frein à l'allaitement, mais mieux vaut anticiper la chose. En cas de césarienne, prévenez l'équipe médicale que vous souhaitez allaiter. Demandez si une mise au sein rapide en salle de réveil est possible.

Chargez le papa d'être votre voix car vous serez peut-être trop épuisée ou trop inquiète. Dans de très rares cas, il se peut aussi que vous ayez une anesthésie générale en urgence, donc expliquez clairement votre désir d'allaiter quand vous en avez l'occasion. Demandez que votre bébé ne soit pas supplémenté en eau sucrée ou en lait artificiel ou que cela soit fait à la seringue si vraiment c'est nécessaire.

La première mise au sein peut être difficile en raison de la douleur due à l'opération. Demandez à être assistée à ce moment-là par une sage-femme ou une puéricultrice afin de trouver une position confortable et d'avoir quelqu'un pour vous soutenir physiquement si vous avez peur de ne pas être capable de le faire.

La cicatrice va provoquer des douleurs durant quelques jours, mais ces douleurs doivent être prises en charge par un traitement antalgique adapté. N'hésitez pas à le signifier à votre sage-femme si vous souffrez. Cette douleur va vous empêcher de porter votre bébé ou de le changer les premiers jours, le papa joue alors un rôle clé. Plus le papa sera à vos côtés pour vous épauler et vous apporter le bébé aux signes d'éveil, plus les mises au sein seront facilitées, plus votre allaitement sera lancé sous de bons auspices. Certaines maternités permettent aux papas de dormir sur place, c'est un vrai plus. Si tel n'est pas le cas, appelez quelqu'un dès que vous pensez qu'il faut mettre bébé au sein sans avoir peur de déranger.

Le plus de la sage-femme

Même si ce n'est pas prévu pour (pas de matelas), votre conjoint peut toujours insister et rester dans la chambre pour être près de vous et de votre enfant pendant cette première nuit, surtout si vous avez une chambre seule. Mais cela risque de ne pas être très confortable car il n'aura bien souvent qu'un fauteuil pour somnoler. C'est à vous de voir comme c'est le mieux pour vous trois.

Si jamais le papa ne peut pas être à vos côtés, demandez à une personne de confiance (mère, sœur, amie...) de rester auprès de vous au maximum pour vous assister.

La montée de lait est parfois retardée après une césarienne, il ne faut pas s'en soucier et mettre le bébé au sein le plus souvent possible. Cependant, cela peut entraîner une perte de poids ou une reprise de poids pas assez rapide au goût de l'équipe médicale. Tenez bon, c'est normal. Plus votre bébé tétera souvent, même des petites tétées, courtes mais répétées, plus votre montée de lait arrivera vite et plus votre bébé reprendra du poids.

Privilégiez au maximum le peau à peau de longues heures avec votre bébé.

La césarienne peut être très mal vécue par certaines mamans qui se sentent dépossédées de leur accouchement. Le succès de l'allaitement permet de se réapproprier cette maternité vécue comme défaillante et, dans certains cas, de pardonner à son corps qui a « trahi » et qui n'a pas mené sa mission à bien dans l'esprit de la maman.

Pour plus d'informations, vous pouvez vous rendre sur le site de l'**association Césarine**, une association d'échanges, de soutien et d'information autour de la naissance par césarienne qui propose une page de conseils dédiés à l'allaitement : www.cesarine.org/apres/allaitement/

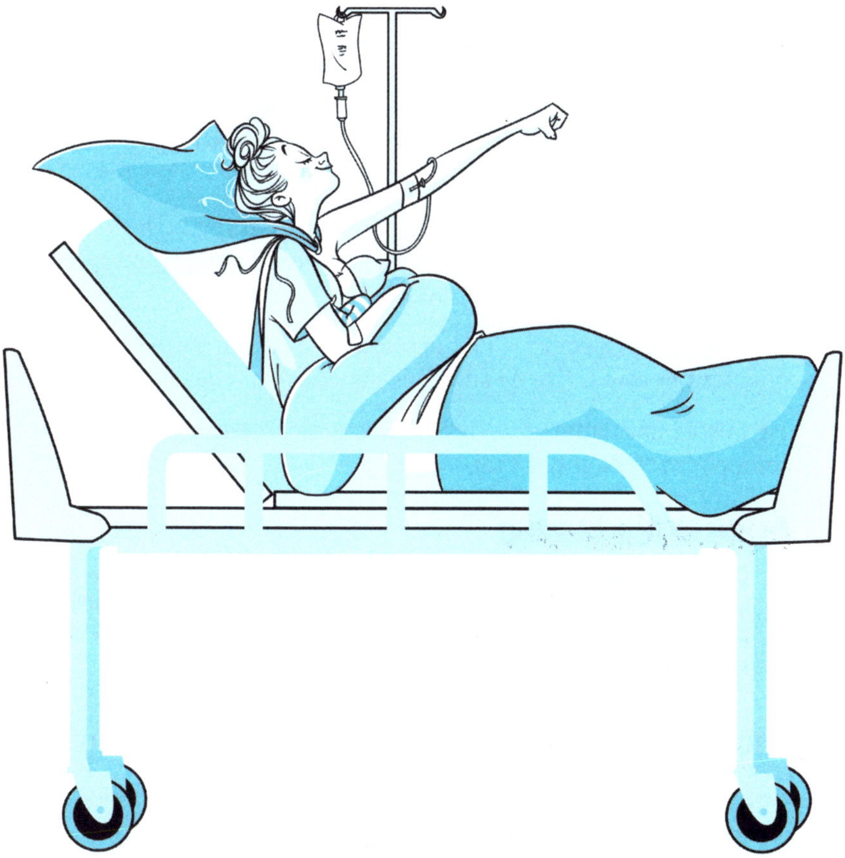

Mamelons rétractifs ou ombiliqués

Les mamelons ombiliqués rentrent si on presse sur l'aréole. Les mamelons rétractifs, eux, ne pointent pas quand ils sont stimulés par le toucher ou le froid. Ces deux cas n'empêchent pas d'allaiter un bébé. L'essentiel est alors que la peau soit bien souple pour que le bébé puisse prendre le sein et téter.

Vous pouvez exprimer votre lait manuellement pour faire couler le lait afin que votre bébé repère sa source et s'oriente vers le mamelon pour le prendre en bouche.

Vous pouvez éventuellement les premiers temps et lors de la montée de lait tirer un peu de lait juste avant la tétée pour que le mamelon sorte plus franchement.

Signalez cette spécificité lors des cours de préparation à l'accouchement et au service de suites de couches qui vous accueille.

Ne laissez personne vous dire que c'est incompatible avec l'allaitement car ce n'est pas vrai.

Le plus de la sage-femme

On peut éventuellement essayer la Niplette™ avant ou au début de la grossesse pour aider le téton à sortir : il s'agit d'un petit capuchon placé sur le téton et dans lequel on aspire l'air pour « tirer » le téton un peu plus chaque jour.

Allaitement et traitement médical de la maman

La plupart des médicaments passent dans le lait et peuvent donc potentiellement agir sur le bébé. Cependant, ces quantités sont très faibles. Donner un traitement médicamenteux à une maman allaitante oblige les médecins à se renseigner et à vérifier la compatibilité des deux. Souvent, étant donné que les recherches sont assez maigres sur la question, les médecins invoquent le principe de précaution et demandent l'arrêt de l'allaitement. À vous alors d'insister pour continuer à allaiter si c'est votre désir pour que votre médecin se penche plus sérieusement sur la question.

Dans le cas des cancers en revanche, les traitements lourds comme les chimiothérapies contre-indiquent l'allaitement.

Dans la plupart des cas, il est possible de trouver un traitement compatible avec l'allaitement. Pour cela, votre médecin ne doit pas se contenter de consulter le Vidal, il peut en revanche se tourner vers le **CRAT** (www.lecrat.fr) ou la Leche League pour envisager au mieux votre traitement.

Allaitement et hospitalisation de la maman

Vous pouvez lors de votre allaitement être hospitalisée. Il peut s'agir d'une hospitalisation prévue ou bien d'une hospitalisation en urgence.

Dans le cas d'une hospitalisation prévue qui ne peut être décalée après l'allaitement, prenez les devants. Tirez du lait et congelez-le pour que votre bébé continue à boire du lait maternel, organisez les visites pour que vous puissiez l'allaiter.

À l'hôpital, prévenez tout de suite l'équipe médicale que vous allaitez et que vous souhaitez continuer. Emportez avec vous votre tire-lait afin de vous désengorger et de continuer à stimuler votre sécrétion lactée.

Si vous devez être opérée, l'anesthésie, qu'elle soit locale ou générale, ne représente pas une nécessité d'arrêt de l'allaitement. Vous pouvez même allaiter dès que vous êtes réveillée après l'anesthésie générale.

Le plus de la sage-femme

De même pour les anesthésies dentaires : contrairement à ce que l'on pouvait recommander – par méconnaissance – il y a encore quelques années, aucune anesthésie dentaire ne contre-indique la poursuite de l'allaitement.

Allaitement et grossesse

Si vous tombez de nouveau enceinte, vous pouvez continuer à allaiter durant votre grossesse si vous le souhaitez. Les études actuelles ne montrent pas de danger pour le développement de l'embryon puis du fœtus. En revanche, en cas de fausses couches précédentes, la question de l'allaitement pendant la grossesse peut se poser en raison de l'imprégnation hormonale pour éviter une récidive. Tout cela est à discuter avec votre médecin.

Le lait peut changer de goût et être un peu moins abondant, surtout en fin de grossesse, ce qui fait que votre enfant l'appréciera peut-être moins ou se trouvera frustré par le peu de quantité. Il arrive souvent que certains enfants arrêtent de vouloir téter quand leur maman est enceinte.

De votre côté, si la grossesse vous rend plus sensible au niveau de la poitrine, la tétée peut être désagréable ou même carrément douloureuse.

Végétalienne

L'alimentation végétarienne est compatible avec l'allaitement si elle est variée et qu'elle inclut le poisson, le lait ou les œufs. Le lait des femmes végétariennes contiendrait même moins de polluants (PCB) que le lait des femmes qui consomment de la viande. En revanche, l'alimentation végétalienne, vegan ou certaines variantes du régime macrobiotique qui excluent tout aliment d'origine animale dont les œufs et le lait ne sont pas conseillées au cours de la grossesse et de l'allaitement. Ce type d'alimentation peut entraîner des carences en vitamine B12, vitamine D, fer, iode et calcium chez la mère et l'enfant. Si vous êtes dans l'un de ces cas, consultez votre sage-femme ou votre médecin qui vous supplémentera, notamment en vitamine B12.

Selon l'état de santé de votre bébé

Vous vous demandez si c'est bon d'allaiter votre bébé malade ? Oui, trois fois oui, allaiter un bébé malade c'est l'aider à guérir et à affronter les maladies en lui apportant des anticorps et bien plus.

Allaitement et maladie du bébé

En cas de fièvre, donnez le sein régulièrement pour éviter la déshydratation. Attention, toute fièvre chez un bébé de moins de 6 mois, qui plus est allaité, doit vous conduire à consulter un médecin en urgence.

En cas de vomissements, le lait maternel très digeste permet au bébé d'assimiler rapidement quelque chose. Proposez le sein fréquemment pour des tétées de courte durée, cela limite les vomissements.

En cas de diarrhée, le lait maternel évite la déshydratation. Proposez le sein de manière fréquente pour des petites tétées. En cas de déshydratation sévère, continuez à donner le sein en plus des SRO (soluté de réhydratation orale).

En cas de bronchiolite, toux, otite, rhume ou autre affection ORL, votre bébé aura peut-être du mal à téter car cela lui fait mal à la gorge, aux oreilles ou qu'il est encombré. Proposez-lui le sein régulièrement pour de petites tétées ou donnez-lui à la seringue.

Pour les otites, faites gicler quelques gouttes de lait maternel dans l'oreille, même chose mais dans le nez pour les rhumes ! Les propriétés anti-infectieuses du lait peuvent être exploitées également de cette manière.

En cas de conjonctivite, instillez quelques gouttes de lait maternel dans les yeux directement depuis votre sein et renouvelez plusieurs fois par jour.

En cas de RGO (reflux gastro-œsophagien), on conseille bien souvent le passage au lait artificiel, épaissi. Pourtant, le lait maternel se digère mieux et diminue donc le reflux.

Le plus de la sage-femme

De plus, le lait maternel évite l'irritation de l'œsophage du bébé lors d'une remontée de lait plus ou moins acide de l'estomac, et empêche aussi une réaction inflammatoire au niveau du nez et de toute la zone ORL.

De manière générale, si votre bébé a du mal à téter, tirez votre lait durant quelques repas et proposez-lui à la seringue, à la cuillère, à la tasse ou au biberon s'il est déjà familier et qu'il ne fait pas de confusion.

En ce qui concerne les affections de longue durée, l'allaitement est en général tout à fait indiqué et les pathologies nécessitant son arrêt sont rares.

Allaitement et hospitalisation du bébé

Si l'état de santé de votre enfant nécessite une hospitalisation, l'allaitement sera un atout pour lui. Dans les services pour nourrissons, on fournit des lits en priorité aux mamans allaitantes pour qu'elles puissent passer la nuit auprès de leur bébé. Dans les services pour enfants plus grands, l'allaitement peut être moins bien vu et on peut même chercher à vous le reprocher, malheureusement. Quel que soit le cas de figure, exprimez clairement votre choix d'allaiter et de continuer à allaiter votre enfant.

Vous avoir à ses côtés permet à votre enfant de bénéficier de votre lait mais également du contact rassurant et du réconfort que lui procure le sein alors qu'il est dans un environnement qui peut être inquiétant.

Si votre enfant n'est pas en état de boire ou de manger, tirez votre lait et stockez-le pour plus tard. Si votre bébé peut être nourri par sonde ou au biberon, demandez que ce soit votre lait qui lui soit donné.

Lors des prises de sang ou autres soins, vous pouvez mettre votre bébé au sein pour qu'il soit calme et réconforté. La tétée a un effet analgésique et calme les douleurs.

Le plus de la sage-femme

> **En mettant votre enfant au sein pendant un soin douloureux, une prise de sang par exemple, n'écoutez pas ceux qui vous diraient que votre enfant va assimiler le sein à la douleur. Faites-lui confiance, il sait ce qui est bon pour lui.**

Durant cette période, prenez soin de vous. Il est compliqué de boire, de manger, de dormir correctement quand on a un enfant hospitalisé, sans parler des angoisses que vous nourrissez pour votre enfant. Mais une maman en forme est beaucoup plus utile qu'une maman au bord de l'épuisement.

Allaiter un bébé prématuré

En France, 8 % des bébés naissent prématurés. Tous les prématurés ne passent pas par l'hospitalisation, tout dépend du terme de leur prématurité et de leur état de santé.

Un bébé est à terme à partir de 37 semaines d'aménorrhée (SA), soit 35 semaines de grossesse, c'est-à-dire à la fin du 8e mois. Sinon, on parle d'un bébé prématuré à la naissance s'il dépasse les 500 grammes ou après 22 semaines d'aménorrhée quel que soit son poids.

On distingue plusieurs stades de prématurité :

- extrême prématurité : moins de 24 SA ;
- très grande prématurité : de 25 à 27 SA ;
- grande prématurité : de 28 à 32 SA ;
- prématurité : de 33 à 37 SA.

L'allaitement d'un bébé prématuré permet à la maman de continuer ce que son corps faisait – faire grandir le bébé –, et qui a été interrompu par la naissance spontanée ou provoquée. Cela peut être vécu comme une réparation et aide à combler le manque des semaines de grossesse non effectuées. C'est un excellent moyen de renforcer le lien maman-bébé mis à mal par l'hospitalisation du bébé.

Suivant le terme, le bébé peut prendre le sein plus ou moins facilement car c'est vers 35 semaines d'aménorrhée que le réflexe de succion se met en place. S'il peut bénéficier du lait de sa mère par sonde, par biberon ou directement à la source, c'est un atout sérieux pour son bon développement. Le lait maternel est ce qu'il y a de plus adapté pour les bébés, on le sait mais la chose est encore plus vraie quand on parle des bébés prématurés. C'est d'ailleurs l'aliment que l'on donne aux bébés nés avant 32 semaines d'aménorrhée. Soit on leur donne le lait collecté par leurs mamans, soit on fait appel aux réserves du lactarium.

Si vous accouchez d'un bébé prématuré, l'allaitement ne sera certainement pas tout rose, vous passerez de longs moments face à votre tire-lait mais c'est l'une des meilleures choses que vous pouvez donner à votre enfant pour l'aider à faire face aux difficultés liées à la prématurité. Votre lait est en effet complètement adapté à votre bébé. Il est facile à digérer pour son estomac encore immature et va aider à la colonisation bactérienne pour fabriquer son microbiote. Votre lait lui offre, entre autres, une protection immunitaire bien utile pour lui qui est en situation de vulnérabilité en raison de sa prématurité.

À la naissance, les bébés prématurés sont bien souvent emmenés rapidement pour être examinés par le pédiatre. Signifiez tout de suite que vous voulez allaiter votre bébé. Il recevra peut-être de la nourriture (lait maternel ou lait préma) *via* une sonde durant ses premiers jours de vie pendant que vous lancerez votre lactation. Il est très rare de pouvoir donner une tétée de bienvenue à un bébé prématuré car le bébé n'a que rarement le réflexe de succion et il doit être transféré rapidement dans le service de néonatalogie.

Dans ce cas, équipez-vous d'un tire-lait et tirez votre lait toutes les deux ou trois heures (le colostrum ayant une consistance plus collante, vous pouvez recueillir directement quelques gouttes dans une cuillère et les donner à votre bébé). Si vous pouvez anticiper la naissance prématurée, réservez tout de suite un tire-lait électrique double pompage pour booster votre lactation.

Les débuts risquent de donner de bien maigres résultats, mais de 10 ml pour une tétée, vous passerez à 20 ml à la suivante, puis à 30 ml, etc. C'est normal, votre bébé est né en avance, votre corps a besoin de temps pour se mettre en route et, de toute façon, un si petit bébé boit de faibles quantités. Voyez chaque millilitre comme une victoire et un cadeau que votre corps fait à votre bébé. Et n'oubliez pas que l'estomac d'un bébé né à terme est à peine plus grand qu'une demi-cuillère à soupe à la naissance !

On conseille parfois de tirer la nuit en mettant le réveil. Mais, quand on a un bébé prématuré, il est capital de se reposer pour pouvoir gérer le quotidien et le stress relatif à l'hospitalisation et à la santé de bébé. Si vous n'avez pas la force de tirer la nuit, faites-le juste avant de vous coucher puis dès votre réveil.

Le lait collecté est analysé régulièrement pour voir s'il ne contient pas de bactérie puis est donné à votre bébé *via* la sonde ou la seringue. Demandez qu'on ne lui donne pas de biberon pour mettre toutes les chances de votre côté lors de la mise au sein.

En ce qui concerne la sucette, l'idéal pour l'allaitement serait qu'il n'en prenne pas mais il semble qu'un prématuré trouve beaucoup de réconfort en tétant et les sucettes sont utilisées pour l'apaiser durant les différents soins comme les prises de sang. Faites confiance à votre bébé, le réconfort offert par votre sein qui sent délicieusement bon saura le charmer.

Vous ne pourrez peut-être pas le mettre au sein tout de suite lors de ses premiers jours de vie, c'est l'équipe médicale qui vous donnera le feu vert. Cela peut être difficile à vivre mais ne vous découragez pas et continuez à tirer en attendant.

Les premières mises au sein n'ont pas de visées alimentaires. Il s'agit surtout de faire connaissance, de laisser bébé découvrir le sein et de voir où en est son réflexe de succion.

Comment procéder pour ces mises au sein en néonat' ?

- Faites-vous aider d'une puéricultrice pour réussir à installer bébé confortablement au sein sans emmêler tous les fils reliés à son scope.
- Demandez-lui de vous accompagner et de vous conseiller au besoin.
- Assurez-vous également d'être bien installée avec un verre d'eau à proximité.
- S'il ne tète pas ou semble très fatigué, faites perler quelques gouttes de lait et déposez-lui sur les lèvres.
- Laissez-le dans l'odeur de votre sein.
- Faites autant de peau à peau que vous pouvez.
- Proposez le sein autant que possible en peau à peau pour stimuler son réflexe de succion.
- Au fil des tétées, stimulez-le de plus en plus, caressez son crâne et, surtout, encouragez-le.
- L'utilisation des bouts de sein peut être utile si le bébé a du mal à téter. Le lait coule plus facilement, et il peut boire sans trop se fatiguer. La pression du bout de sein sur son palais l'aide à téter plus vigoureusement. Choisissez alors un bout de sein qui permet au nez du bébé d'être en contact avec la peau de votre sein.

Il faut savoir que l'allaitement d'un prématuré ressemble souvent à un parcours de montagnes russes et qu'un jour ne ressemble pas à un autre. Certains jours, vous pouvez même avoir l'impression de repartir en arrière et de voir les progrès de la veille complètement annihilés. C'est difficile mais classique. Ce n'est pas parce qu'une journée n'est pas concluante que ça n'ira pas mieux le lendemain. Il faut s'armer de patience, de courage et, surtout, avoir confiance en soi et en son bébé.

Dans les services de néonat', les tétées se font sous contrôle de la balance. On pèse le bébé avant et après son repas. Ainsi, on sait s'il faut compléter ou non. Si vous apportez le lait que vous tirez chez vous, il pourra être donné lorsque vous n'êtes pas là ou même en complément après une tétée.

Plus vous êtes présente pour donner le sein à votre bébé directement, mieux votre allaitement se mettra en place et plus votre bébé profitera de votre présence. Deux atouts pour aller mieux. Organisez-vous pour être là au maximum aux horaires de repas.

Depuis le 1er juillet 2019, les papas d'enfants hospitalisés à la naissance bénéficient d'un allongement de leur congé paternité de 30 jours à prendre durant le temps d'hospitalisation. Profitez de cette présence accrue du papa pour vous consacrer le plus possible à l'allaitement pendant qu'il gère le reste (autres enfants, courses, ménage, administratif...). Il est également capital de vous reposer pour pouvoir produire du lait.

Ces premières semaines sont essentielles pour l'allaitement et la santé de votre bébé, appuyez-vous sur le papa au maximum.

Rappelez régulièrement à l'équipe médicale que vous allaitez et que vous avez besoin de leur coopération. N'hésitez pas à contacter la personne référente « allaitement » du service ou la consultante en lactation de l'hôpital.

Partagez également vos expériences sur l'allaitement avec d'autres parents du service. Cela pourra vous rassurer.

Comme énoncé plus haut, la confiance en vous et votre bébé sera la clé de cette réussite.

N'hésitez pas à contacter l'association **SOS Préma** que vous cherchiez un soutien pour l'allaitement, pour vos démarches administratives, pour une aide psychologique ou tout autre sujet en rapport avec la prématurité : www.sosprema.com ou par téléphone au 0 800 96 60 60.

Le matériel utile pour allaiter un prématuré

- Un tire-lait électrique double pompage avec bustier pour tirer votre lait en faisant autre chose à la maison.
- Un tire-lait manuel pour tirer votre lait quand vous êtes à l'hôpital (pour éviter de transporter le gros tire-lait qui est lourd).
- Une glacière pour transporter les biberons de lait tiré chez vous (la maternité vous donnera des biberons stérilisés).
- Un coussin d'allaitement, à laisser sur place pour vous installer confortablement.
- Un tube de crème à la lanoline à appliquer sur vos seins après la tétée car bébé pourrait avoir du mal à téter en raison de sa prématurité et provoquer des crevasses.
- Des coussinets d'allaitement de rechange car votre lactation peut subir de grosses variations.
- Des bouts de sein.

Allaiter des jumeaux

Cela peut paraître un peu fou mais oui, on peut très bien allaiter des jumeaux et même des triplés ! Le discours de certaines personnes tendra peut-être à vous décourager parce que avec deux enfants du même âge, les premiers mois sont extrêmement exigeants mais la multitude de mamans de jumeaux ayant mené leur allaitement à bien doit vous encourager et vous motiver si vous avez envie de le faire.

Vous vous demandez si vous allez avoir assez de lait pour allaiter deux bébés ? Votre corps vient de les fabriquer, il est donc capable de répondre à leurs besoins nutritionnels. Il existe deux écoles en ce qui concerne l'allaitement des jumeaux : soit on fait à la demande pour chacun, soit on les cale tous les deux sur le même

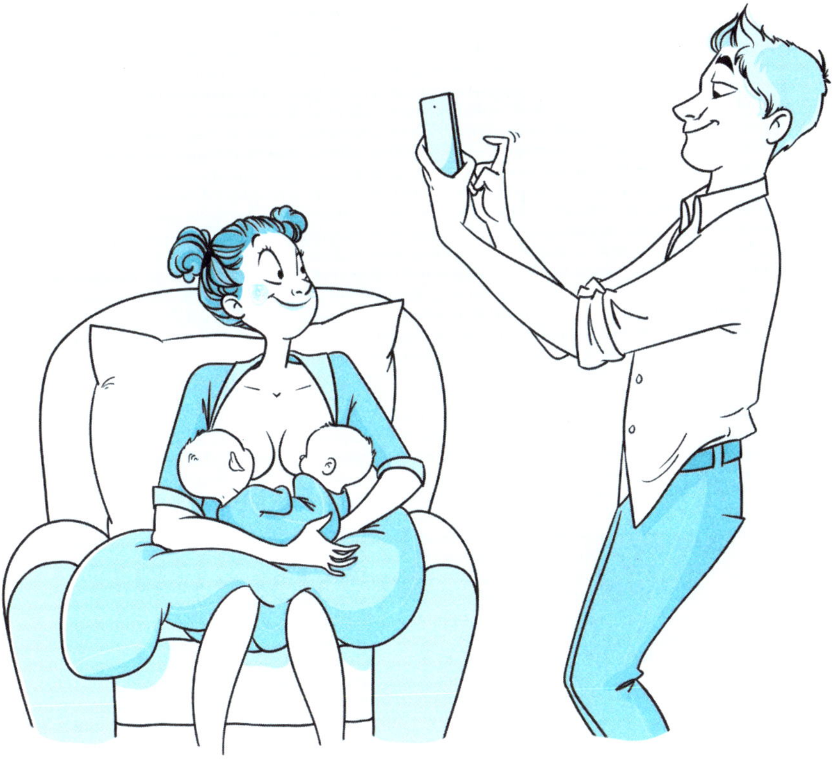

rythme. Les deux méthodes ont leurs avantages et leurs inconvénients, à vous de voir comment vous envisagez la chose. Une réunion de préparation avec une sage-femme ou une conseillère en lactation vous aidera à vous organiser au mieux.

À la demande pour chacun. Vous suivez le rythme de vos bébés qui, même s'ils sont jumeaux, sont différents. Cela implique en ce qui vous concerne une grande disponibilité car vous allez passer beaucoup de temps au sein.

Quelques positions pour allaiter deux bébés en même temps :

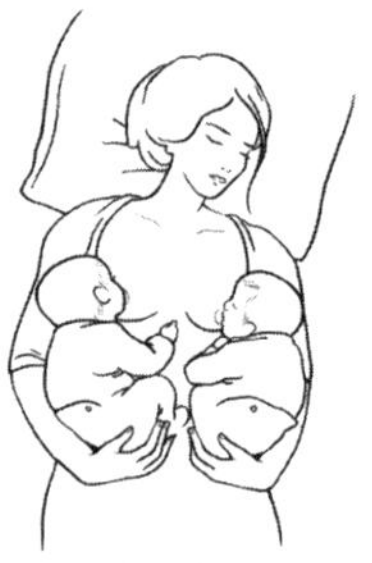

Allongée

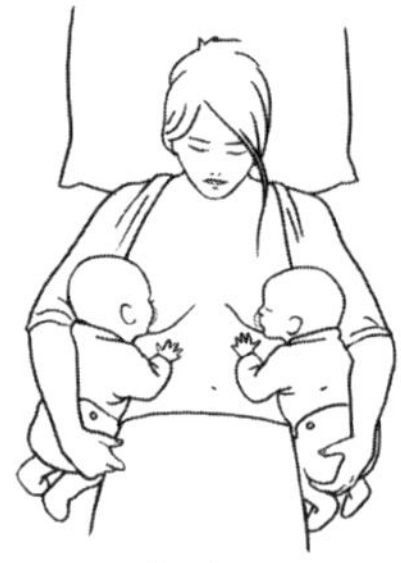

En sphinx

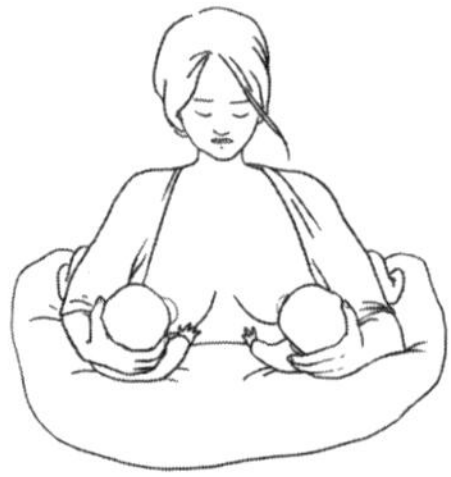

En ballon de rugby

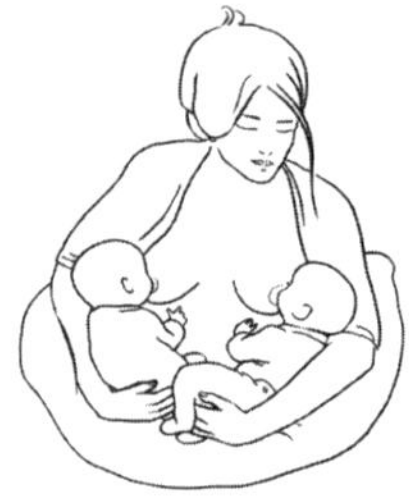

En croix

En synchronisé. Dès le début, quand l'un réclame, vous mettez les deux au sein. Les premières doubles mises au sein risquent d'être un peu acrobatiques, mais, avec un coussin d'allaitement et quelques jours de pratique, vous trouverez vos marques. Même si l'allaitement n'est pas vraiment à la demande, les mamans constatent souvent que les enfants prennent rapidement le même rythme. Cette méthode a l'avantage de vous laisser plus de temps libre pour vous reposer. Elle a aussi l'avantage de permettre à un bébé qui tète moins bien que l'autre de bénéficier d'une tétée plus facile, le réflexe d'éjection étant déclenché par son frère ou sa sœur. Et comme plus les seins sont stimulés, plus on fabrique de récepteurs à prolactine lors des premières semaines, elle permet de stimuler deux fois plus la lactation.

Et le mixte alors ? Si vous décidez d'en mettre un au sein et l'autre au biberon et d'alterner la tétée suivante, vous risquez de vous compliquer la vie en cumulant la vaisselle, les fuites de lait et en oubliant qui a tété et qui a bu au biberon. En alternant, vos bébés peuvent aussi avoir du mal à téter au sein après avoir bu au biberon en raison de la confusion sein-tétine.

Pour allaiter longtemps vos jumeaux, pensez à votre confort : ménagez votre dos et aidez-vous d'un coussin d'allaitement. Veillez à avoir une alimentation équilibrée et à dormir autant que possible.

Face à une naissance de jumeaux, le principal est d'avoir de l'aide pour pouvoir se consacrer sereinement à ses bébés sans avoir à s'inquiéter du reste. Embauchez quelqu'un pour le ménage, les draps, le linge si besoin. La CAF propose une aide à domicile pour les naissances multiples, profitez-en. Vous pouvez bénéficier de 100 heures par enfant né pour une période de six mois, soit 200 heures sur 12 mois pour des jumeaux.

Vous pouvez contacter l'association **Allaitement des jumeaux et plus** (ADJ+) avant ou après la naissance de vos bébés pour vous renseigner et vous faire aider. Leur site regorge d'infos et de conseils utiles.

Allaiter un bébé porteur de trisomie 21

Les bébés porteurs de trisomie 21 se développent de manière harmonieuse d'autant plus qu'ils sont entourés d'amour et d'un cadre affectueux. L'allaitement leur apporte un plus côté santé car ils sont particulièrement sensibles aux affections ORL comme les rhinopharyngites et les otites. Les bébés porteurs de trisomie 21 peuvent avoir des débuts d'allaitement compliqués pour plusieurs raisons. Ils possèdent une langue plus épaisse qui nécessite une succion vigoureuse. Ce sont également des nourrissons somnolents qui peuvent manquer de tonus. Avec beaucoup de patience et de tendresse de la part de leur entourage, ils apprendront à téter comme des champions. Un rendez-vous avec une consultante en lactation pourra vous aider à trouver la bonne manière d'aider bébé à téter.

D'autres manières de donner le lait maternel

Vous avez décidé ou vous avez besoin de donner votre lait à votre bébé sans passer directement par le sein et vous ne voulez pas donner le biberon, notamment pour ne pas risquer une confusion sein-tétine.

Il existe plusieurs autres dispositifs qui peuvent vous permettre de donner votre lait :

- ***La seringue.*** Il s'agit d'une seringue médicale (sans son aiguille !) que vous remplissez de votre lait et que vous donnez à téter à votre bébé. Accompagnez sa succion en descendant le piston.
- ***Le gobelet*** ou ***la tasse à bec*** que vous pouvez utiliser avec ou sans valve selon la succion de votre bébé. Allez-y très doucement.
- ***Le gobelet.*** Incroyable mais vrai, les bébés peuvent boire au gobelet ! Maintenez-le droit et proposez-lui le rebord pour qu'il le tète. Allez-y doucement.
- ***La paille.*** Encore plus incroyable, certains bébés se débrouillent parfaitement bien avec une paille !
- ***Le DAL*** (dispositif d'aide à la lactation) est constitué d'un tuyau relié à un réservoir de lait (maternel ou artificiel). En général, on fait coïncider l'arrivée du tuyau avec le mamelon afin que bébé tète au sein qu'il stimule donc et boive en même temps sa

ration de lait dans le cas d'une lactation qui a mal démarré par exemple. Le DAL peut aussi se fixer sur le bout du doigt (avec un sparadrap) et bébé peut ainsi téter.

- *Le bib-cup* (ou *soft cup*). À mi-chemin entre le biberon et la tasse, il présente une large ouverture en forme de cuillère. Il ressemble à un biberon sans tétine. Le bébé boit le lait en le lapant.
- *Le biberon Haberman* ou *special needs* (besoins particuliers). Adapté aux bébés qui ne sont pas capables de créer un vide à cause d'un syndrome ou d'un trouble neurologique ou qui présentent une fente labio-palatine. Son système opte à la place pour la compression. Ses avantages : un débit de lait variable, qui peut être réglé suivant les capacités du bébé et son utilisation adaptée aux faibles capacités de succion.

Nous vous conseillons d'être particulièrement attentive aux conditions d'hygiène et de stockage de votre lait si vous le conservez pour le donner plus tard. Reportez-vous aux durées de conservation page 147.

Relancer sa lactation

Vous avez peut-être commencé à allaiter puis vous avez sevré votre bébé. Finalement, ce sevrage ne vous convenant pas, vous voulez reprendre l'allaitement. Vous avez peut-être préféré donner des biberons dès la naissance mais, finalement, vous voulez l'allaiter. Tout cela vous paraît infaisable ?

La première chose à savoir est que, en termes d'allaitement, tout est possible avec beaucoup d'énergie et de longs moments passés en face à face avec le tire-lait. En général, la lactation se relance, mais on ne peut pas prévoir dans quelle mesure.

L'idée est de restimuler votre production lactée. Commencez par proposer le sein à votre bébé. Il saura peut-être encore téter et c'est encore lui le meilleur pour relancer votre lactation. S'il ne veut pas téter, vous pourrez lui proposer à nouveau quand vous aurez du lait.

Tirez votre lait six à huit fois par jour durant une bonne dizaine de minutes. Ça n'est pas forcément agréable de tirer sans produire, mais la persévérance paye, ayez confiance en vous. Donnez à votre bébé le lait tiré dans son biberon. Au fil du temps, vous diminuez les quantités de lait artificiel du nombre de millilitres tirés.

Cela peut prendre de longues semaines, alors soyez patiente et régulière dans vos tirages.

Une fois que la lactation semble relancée, proposez à nouveau le sein à votre bébé. S'il n'en veut pas, ne le forcez pas. Certains bébés ne retournent jamais vers le sein de leur maman ; vous pouvez toujours lui faire bénéficier des bienfaits de votre lait en le tirant et en lui donnant au biberon.

Témoignages

Milena, 44 ans – *Maman de six enfants de 17, 14, 8, 5 et 2 ans et demi pour les jumeaux*

Je suis d'origine slovaque et, là-bas, toutes les femmes allaitent. Je savais profondément que mon corps était programmé pour ça, ça m'a permis de tenir le coup car les débuts n'ont pas toujours été évidents. Je me suis accrochée, j'avais cette culture dans le sang. J'ai allaité mes enfants respectivement 1 an, 14 mois, 25 mois et 16 mois. Et puis j'ai eu Béryl et Zéphyr, les jumeaux qui sont nés par césarienne. À la maternité, j'ai tout de suite eu des exigences qui ont été très claires, forte de mes expériences précédentes. J'ai géré d'instinct l'organisation. J'ai très vite compris le truc pour les installer au sein en même temps. Une fois que le premier est installé, il faut attraper le second avec une main sous le bras en lui maintenant la tête avec le poignet ! C'est un peu acrobatique ! L'allaitement en synchro s'est vite calé, ils se réveillaient ensemble. Après mon retour à la maison à J+4, mon ostéopathe est venu à domicile pour manipuler les bébés car Béryl ouvrait mal la bouche et tout s'est rapidement mis en place. Je les ai allaités six mois car j'étais extrêmement fatiguée pour plusieurs raisons : les quatre autres dont deux vraiment petits à gérer, l'âge (42 ans), la cicatrisation et un déménagement qui s'annonçait. Mes conseils ? D'abord, se renseigner et se faire aider par des spécialistes, puis par son entourage. Mes grandes filles et mon mari ont été très présents, et j'ai utilisé l'aide à domicile en heures de ménage grâce à la CAF. Et puis, si quelque chose cloche, il y a toujours une réponse à y apporter, il ne faut pas rester dans sa souffrance. Enfin, se faire confiance et faire confiance à ses bébés.

Juliette, 35 ans – *Maman de Louison, 17 mois*

J'allaitais Louison depuis plus d'un an, sans objectif de durée. J'ai commencé à sentir une masse dans le sein droit un jour. J'ai d'abord mis ça sur le compte de l'allaitement. Constatant que la masse était présente constamment, une sage-femme m'a prescrit une mammographie. Après plusieurs examens, le diagnostic tombe : un carcinome canalaire *in situ*. Un cancer à un stade peu avancé.

Mes proches et mon médecin généraliste m'ont dit qu'il était temps de sevrer Louison. De mon côté, je n'avais pas envie que le cancer décide à ma place. J'ai demandé si je pouvais continuer à allaiter de mon sein gauche, non malade, et les spécialistes m'ont dit qu'il n'y avait pas de contre-indication. Je n'ai eu « qu'une » mastectomie, pas de traitement adjuvant. J'ai simplement suspendu mon allaitement pendant une semaine après l'intervention, le temps de me reposer et que les produits injectés disparaissent de mon organisme.

J'adore les moments privilégiés que l'allaitement permet. Le sein apaise, console, rassure. Je n'avais pas envie que la maladie me retire ce privilège. Je craignais que la maladie inquiète Louison, et je ne voulais pas perturber encore plus sa routine.

Poursuivre l'allaitement m'a aidée à continuer à me sentir femme et mère. On m'a retiré un sein mais l'autre a pu continuer à remplir sa fonction, et je pense que ça a vraiment contribué à l'acceptation de mon nouveau corps.

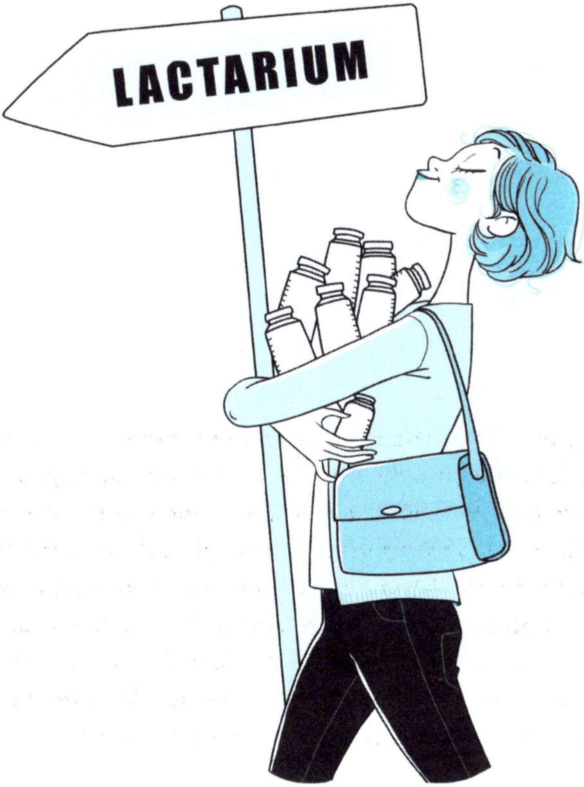

Acte 5

L'allaitement et le monde autour

Allaiter, c'est une relation intime entre un bébé et sa maman. C'est un échange, une fusion qui se vit jour après jour. Il peut être très déstabilisant pour une jeune maman allaitante de faire face aux gens extérieurs au couple qu'elle forme avec son bébé durant l'allaitement. Comment vivre au mieux avec les autres ? Comment trouver de l'aide ? Nous vous donnons quelques pistes dans ce chapitre. Bien évidemment, chaque situation a ses particularités ; à vous d'adapter ce qui vous semble intéressant ou non dans votre cas.

L'allaitement dans le monde

On pourrait penser que comme les femmes nourrissent leurs bébés de leur lait depuis la nuit des temps, l'allaitement serait une chose simple et évidente. Pourtant, c'est loin d'être le cas. Et les différences de culture autour de l'allaitement dans le monde sont assez étonnantes.

Selon l'OMS, seulement 40 % des bébés de moins de 6 mois dans le monde sont allaités exclusivement.

Les pays scandinaves font office de bons élèves avec des taux d'allaitement impressionnants. En Finlande, 99 % des mères allaitent à la naissance, et on compte encore 60 % de bébés qui boivent du lait maternel à l'âge de 6 mois. Qui dit mieux ? Dans ces pays, la politique de santé publique pour l'allaitement maternel est très engageante : pas de publicité et peu de références de laits artificiels, congés du père étendus, congé maternité à partager entre le père et la mère... Toutes ces réformes de la société pour généraliser l'allaitement ont fonctionné et l'allaitement fait partie de la norme. Les femmes y allaitent en public sans que personne n'y trouve à redire.

Au Japon, l'allaitement long est tout à fait favorisé et reconnu comme bénéfique. Ainsi, dans les centres commerciaux, les aires d'autoroutes ou d'autres lieux publics, des cabines d'allaitement sont mises à disposition des familles. Les allaitements longs y sont légion.

Aux États-Unis, les choses ont beaucoup bougé ces dernières années. L'allaitement est promu par des femmes actives et même par des stars hollywoodiennes *via* leurs réseaux sociaux ou des interviews dans la presse. Aller au travail avec son tire-lait électrique double pompage fait partie du quotidien et prendre des pauses pour allaiter son bébé qui est accompagné par la nourrice au bureau ne choque personne. Même les séries mettent en avant des femmes qui allaitent ou qui tirent leur lait. L'allaitement qui était interdit en public dans certains États est désormais autorisé dans tous les États du pays. On enregistre d'ailleurs une augmentation notable et dynamique du pourcentage de bébés allaités.

En Indonésie, à Jakarta, les femmes qui travaillent peuvent pomper leur lait au bureau et faire appel à un coursier qui va livrer le lait dans la foulée à la nounou ! Une manière intelligente de continuer à allaiter !

Aux Émirats arabes unis, l'allaitement n'est pas conseillé, il est obligatoire. Oui, vous avez bien lu, obligatoire jusqu'aux 2 ans du bébé. La loi permet même aux maris dont les femmes n'allaitent pas de porter plainte. Il s'agit clairement d'une loi qui restreint les droits de la femme car, si l'allaitement est à encourager, c'est la liberté de chaque femme à choisir qui est en jeu.

En Afrique, on constate de nombreuses disparités selon les pays. C'est pourtant un enjeu de santé publique puisque l'allaitement maternel pourrait sauver des centaines de vies en Afrique subsaharienne où la mortalité infantile est très élevée. D'après un article de *Jeune Afrique*, respectivement seulement 12 et 17 % des bébés de moins de 6 mois sont allaités en Côte d'Ivoire et au Nigeria. Le manque de communication de santé publique des gouvernements et les stratégies marketing agressives des géants de l'agroalimentaire, qui diffusent de nombreuses publicités et offrent des échantillons de lait à la maternité, laissent penser aux mamans que le lait en poudre est meilleur pour leur bébé. Pourtant, avec des accès à l'eau potable irréguliers et une hygiène parfois compliquée à maintenir, les biberons de lait artificiel sont une source de danger.

Dans le monde, l'ONU estime que 700 enfants meurent chaque jour de diarrhée faute d'accès à l'eau potable, un chiffre qui pourrait baisser si l'allaitement se généralisait.

Et en France ?

En France, le niveau d'allaitement se situe parmi les plus bas d'Europe.

Si la promotion de l'allaitement maternel est l'un des objectifs majeurs du Programme national nutrition santé (PNNS), la situation est loin d'être satisfaisante avec en moyenne un peu plus de la moitié des femmes qui choisissent d'allaiter à la naissance avec des disparités très marquées selon les régions.

Les raisons sont multiples et variées : manque de transmission familiale, image antiféministe de l'allaitement (alors que le vrai féminisme est de choisir d'allaiter ou non, pas de rejeter l'allaitement), manque d'information avant et pendant l'allaitement, disparités d'accompagnement dans les maternités, image erronée de la supériorité des laits artificiels, méconnaissance des bénéfices-santé de l'allaitement maternel, reprise du travail trop prématurée, congé paternité trop court, etc.

Une étude longue durée, appelée ELFE (Étude longitudinale française depuis l'enfance), a été lancée en France en 2011. Ses premiers résultats en 2017 ont permis de faire un point sur l'allaitement maternel :

- 70 % des bébés sont nourris au sein au moment de leur naissance (59 % de manière exclusive et 11 % avec un complément au biberon), contre 37 % en 1972 et 53 % en 1998. Malgré le sentiment général que l'allaitement n'est pas assez (bien ?) promu, ces chiffres démontrent l'efficacité des campagnes de promotion de l'allaitement maternel.
- Malheureusement, le taux d'allaitement chute très rapidement après la sortie de la maternité : seuls 38 % des bébés sont encore au sein à 4 mois, 19 % à 6 mois et 5,3 % à 1 an. En comparaison, on compte 35 % de bébés encore allaités à 6 mois au Portugal, 40 % en Espagne ou 70 % en Suède. À noter que la Belgique fait moins bien avec 10 % de femmes qui allaitent leur bébé 6 mois après la naissance.
- La durée moyenne d'allaitement en France est de 17 semaines (7 semaines en exclusif) – contre seulement 8 à 13 semaines dans les années 1990.

- La France reste cependant loin des objectifs fixés par l'Organisation mondiale de la santé, qui recommande 26 semaines (6 mois) en exclusif.

Le papa et l'allaitement

Le papa, c'est le 3e pilier de l'allaitement. Qu'il ait été un soutien ou réticent, vous formez un trio où chacun doit trouver sa place.

On entend souvent : « Je n'allaite pas parce que le papa veut s'occuper du bébé, lui donner des biberons. » Si c'est la seule raison pour ne pas allaiter, c'est dommage et réducteur car s'occuper d'un bébé, ça ne se résume pas à le nourrir. Il y a tellement à faire : le changer, effectuer les soins quotidiens, lui donner le bain, le câliner, le calmer quand il pleure, le porter contre soi, faire du peau à peau, des massages, le promener en poussette, le porter en écharpe, lui chanter des chansons... Le papa peut partager tout cela et plus il prendra part aux soins du bébé, plus votre tâche sera allégée et plus vous serez en mesure de vous reposer. Un allaitement, c'est une décision de couple et vous avez besoin du soutien du papa pour le développer dans de bonnes conditions.

Le papa peut tout de même se sentir exclu de cette relation fusionnelle entre une maman allaitante et son bébé. Ne vous isolez pas, prenez le temps de partager avec votre compagnon ce que vous êtes en train de vivre. Parlez-lui, expliquez-lui votre fatigue, vos inquiétudes, votre joie aussi. Dans tous les cas, n'hésitez pas à le solliciter, à le valoriser, à lui faire prendre conscience de vos besoins pour allaiter sereinement. Vous préféreriez peut-être que l'aide soit proposée spontanément, mais formulez quand même à haute voix ce que vous voulez. Avec la fatigue inhérente à la vie du jeune parent, la ligne télépathique de votre couple peut être un peu brouillée, rien de plus normal.

À l'attention du papa : l'allaitement est un acte merveilleux, c'est le prolongement naturel de la grossesse. Le corps de votre aimée va continuer la mission accomplie durant neuf mois : nourrir, faire grandir et éveiller votre enfant.

Votre rôle à vous, en tant que papa de bébé allaité, va être très important. Vous allez être la personne sur laquelle la maman va pouvoir s'appuyer.

Vous êtes son premier soutien en salle d'accouchement, dès la mise au sein dans les deux premières semaines de la vie de bébé.

Puis à la maternité, pour changer le bébé, lui apporter des petits plats qu'elle aime manger, pour la protéger si les visites la fatiguent trop, pour la soutenir dans son choix d'allaiter si elle se met à douter.

Une fois rentrés à la maison, sachez l'épauler avec tact et lui conseiller de se reposer, prenez des initiatives en vous occupant des tâches ménagères, assistez-la et n'hésitez pas à lui recommander l'aide éventuelle d'une sage-femme ou d'une consultante en lactation si elle rencontre des difficultés. Soyez présent pour la consoler et l'encourager quand elle craquera. Rassurez-la et redonnez-lui confiance lors des pesées, qui sont des moments très stressants où la maman se sent jugée. La confiance est d'une importance capitale pour sa lactation.

Cette situation ne va pas durer éternellement, mais ces premières semaines d'allaitement sont déterminantes pour la suite. Et un couple maman-bébé dont l'allaitement roule est un couple dont l'équilibre et la sérénité vont rejaillir sur toute la famille !

Et d'autres conseils en vrac aussi :

- Une maman qui allaite a souvent très soif. Apportez-lui un verre d'eau quand elle donne le sein, vous verrez ses yeux briller de soulagement !

- Après une tétée, les hormones incitent la maman à dormir pour se reposer. Comprenez cette fatigue et ne la sollicitez pas à ce moment-là.
- Si elle allaite en public, aidez-la à s'installer, à être discrète si elle le souhaite.

Si la relation de votre compagne avec le bébé vous pose problème, si vous vous sentez exclu ou seul au sein même de votre famille, la priorité est de communiquer. Ne restez pas en souffrance et partagez votre mal-être ou votre malaise pour le bien de votre famille justement.

Vous avez aussi la possibilité de parler de ce sujet avec votre médecin généraliste ou bien en appelant le numéro gratuit d'***Allô Parents-Bébé*** : 0 800 00 3456.

Ne soyez pas jaloux de la relation qui se noue *via* l'allaitement entre votre compagne et le bébé. Vous avez votre place dans ce schéma, vous les aimez et les protégez pour que l'allaitement soit le plus paisible et évident possible. Accompagnez même votre compagne et votre bébé sur le chemin de l'allaitement long si c'est leur souhait.

Si vous vous sentez frustré de ne pas pouvoir nouer le même lien avec votre bébé, rassurez-vous, il y a des dizaines d'autres choses à faire pour renforcer votre complicité. Voilà pour vous une petite liste de suggestions :

- Faire du peau à peau. Cela renforce le sentiment d'attachement et de sécurité du bébé. Cela permet également de faire monter la température corporelle du bébé si besoin. C'est surtout un câlin magique pour vous deux.
- Donner le bain, réaliser les soins, changer la couche, l'habiller. Il y a dans ces habitudes d'hygiène bien plus qu'une nécessité de propreté. Il y a l'amour que l'on met à prendre soin de l'autre avec des gestes doux.

- Se lever la nuit pour apporter bébé à la maman et le recoucher. Vous partagerez dans ces moments nocturnes une grande intimité.
- Le porter dans vos bras après la tétée pour qu'il fasse son rot.
- Le coucher en lui chantant une petite berceuse pour accompagner ses rêves.
- Donner le lait maternel à la seringue ou au gobelet quand la maman est absente ou encore donner le tout premier biberon de bébé quand interviendra le sevrage.
- Lui faire un massage. Le massage a de nombreuses vertus. Il procure du bien-être à bébé en le détendant et à vous aussi. Il favorise son endormissement et son sommeil. Il soulage certains maux. Et il renforce le sentiment d'attachement. Le toucher d'un massage favorise la sécrétion d'ocytocine qui est l'hormone de l'attachement. La sensation produite par les deux peaux en contact induit un sentiment d'amour, de protection et de sécurité qui aide le bébé à évoluer et à grandir en lui offrant une assurance affective renforcée.

Allaitement et famille

Si vous êtes déjà maman d'un ou de plusieurs enfants, l'allaitement va prendre place au sein de votre famille. Vos enfants plus grands vont vous voir allaiter plusieurs fois par jour, cela va attiser leur curiosité. N'hésitez pas à en parler avec eux, à expliquer que votre corps qui a nourri le bébé pendant neuf mois continue par le biais de l'allaitement, qu'eux aussi, vous les avez nourris au sein... Vous pouvez leur montrer des photos de cette époque en leur donnant des détails. Cela vous permet de renouer avec ce moment du passé et de le partager d'une autre manière avec votre enfant qui a grandi.

Il est possible que l'enfant plus grand demande à téter... Oui, forcément, voir ce petit être qui a l'air de trouver ça si bon, ça lui fait envie. Et puis c'est un moyen de vérifier que vous êtes toujours bien sa maman à lui aussi. Même si cela vous fait frémir de voir toutes ces quenottes, essayez d'accepter sa demande. Proposez-lui simplement de goûter en lui rappelant tout de même qu'il n'est plus un bébé. La plupart du temps, il essayera une fois et cela suffira. Il pourra éventuellement juste s'approcher et finalement reculer en disant : « Beurk, c'est pour les bébés » ou dire : « C'est bon » et ne plus jamais vous en parler ensuite. Le fait que vous accédiez à sa demande lui montre qu'il a toujours sa place dans votre cœur.

Une alternative est également de lui proposer quelques centilitres de lait maternel dans un verre pour qu'il goûte. Vous pouvez aussi refuser sa demande si elle vous met mal à l'aise (voir également **coallaitement**, page 206).

Il n'est pas rare de voir des petites filles, dont les frères et sœurs sont allaités, jouer à donner le sein à leurs poupées. Joli mimétisme. Ces petites filles, si elles souhaitent allaiter dans le futur, partent déjà avec un bel avantage.

Un premier allaitement permet de se poser tranquillement le temps de la tétée. Quand on allaite et que l'on a déjà des enfants, on découvre que, finalement, on peut faire pas mal de choses en allaitant comme nourrir le plus grand, raconter une histoire, se déplacer d'une pièce à l'autre... Choses qui paraissaient impensables pour un premier ! Si vos enfants sont assez grands, demandez-leur assistance pour certaines choses : vous apporter un verre d'eau, un bavoir, prendre le bébé le temps qu'il fasse son rot... Ils sont en général ravis de participer.

Allaitement et assistance

Qu'il est difficile de demander de l'aide et encore plus de savoir l'accepter ! Pourtant, pour mettre toutes les chances de votre côté de réussir votre allaitement, il ne faut pas hésiter à le faire. On le répète une fois de plus, le repos et la confiance en soi sont les maîtres mots pour lancer un allaitement sur de bons rails.

Si vous êtes bien organisée et si votre compagnon y met du sien, vous aurez rangé votre maison avant de partir à la maternité et vous devriez rentrer chez vous dans un environnement accueillant et propre. N'essayez pas de vouloir le conserver à tout prix en l'état, la priorité n'est pas là. La priorité va au repos.

Pendant quelques semaines, demandez au papa de faire vos tâches ménagères en plus de celles qu'il assure habituellement. Si vous pouvez compter sur vos parents ou votre famille, c'est le moment de vous faire assister.

Si vos moyens le permettent, embauchez une femme de ménage pour quelques semaines (cela peut même être un cadeau de naissance, sous forme d'une cagnotte), sinon demandez à vos amis un coup de main. Ils peuvent faire une foule de petites choses pour vous aider : passer à la pharmacie récupérer vos médicaments, vous livrer un petit plat cuisiné maison, passer un coup d'aspirateur... Les vrais amis sont ceux qui vous aident dans ces moments-là, ceux qui n'attendent pas que vous soyez au bord de l'explosion pour proposer leurs services. N'attendez pas que l'on vous dise : « Mais tu aurais dû me le demander, je t'aurais aidée. » Osez demander. C'est courageux de demander de l'aide et les amis à qui vous vous adressez se sentiront touchés d'être sollicités car ils savent à quel point cela vous coûte certainement. Plus tard, vous leur rendrez la pareille.

Le regard des autres

Dans notre société, il est de bon ton d'allaiter son nouveau-né. Les personnes d'un certain âge vous demandent d'ailleurs : « Vous le nourrissez ? », sous-entendu : « Vous lui donnez le sein ? » Et à votre réponse affirmative vous disent : « Ah, c'est bien. » C'est ensuite que l'allaitement devient plus « problématique » dans le regard des autres. Allaiter un bébé jusqu'à ses 6 mois, c'est bien mais plus, cela semble parfois bien extraordinaire. Allaiter un bambin de plus de 1 an peut vous valoir des remarques salées et culpabilisantes. Voir une maman donner un biberon dans un magasin n'a jamais perturbé personne, mais si c'est une maman qui allaite son bébé au sein, cela peut se transformer en affaire d'État. Drôle d'ambivalence...

Le plus de la sage-femme

Ici, l'allaitement « doit » durer six mois et si vous faites moins ou plus, on vous regarde parfois avec un air de désapprobation. Dans d'autres pays, il dure plutôt un à deux ans et si vous allaitez moins, on vous regarde aussi avec désapprobation... Bref, faites donc comme vous voulez !

Certaines personnes ont une vraie aversion pour l'allaitement. Le simple fait de voir une maman et son bébé au sein les dégoûte sans qu'elles puissent vraiment expliquer pourquoi. L'hyper-sexualisation de la poitrine dans nos sociétés et la représentation des femmes sexy aux poitrines surdimensionnées y sont certainement pour quelque chose.

Vous n'avez de compte à rendre à personne si vous décidez d'allaiter dans un lieu public. Cependant, pour votre tranquillité, essayez de ménager les sensibilités si vous n'avez pas l'énergie ou l'envie de faire face aux grincheux.

Par exemple, si vous connaissez l'aversion de quelqu'un dans votre entourage pour l'allaitement, rien ne sert d'allaiter en sa présence. Si vous n'avez pas envie de changer de pièce, vous pouvez lui demander : « Ça te dérange si j'allaite mon bébé ? »

de manière simple. Certes, aucune maman ne demande l'autorisation de donner un biberon, mais l'allaitement est sujet à plus d'ambiguïté.

Imposer son allaitement n'est peut-être pas la meilleure manière de faire évoluer les mentalités. Cependant, la normalisation de l'allaitement dans les espaces privés et publics fait avancer les choses. Alors si vous vous sentez la fibre militante, à vous de jouer ! Sur Instagram, certaines mamans affichent leurs photos d'allaitement sous le hashtag #boobslactés.

Ce qui est très pratique avec l'allaitement, c'est qu'il vous suffit de dégrafer votre soutien-gorge, rien de plus. Le seul « hic », c'est la gestion du regard des autres si vous allaitez dans un lieu fréquenté.

L'allaitement dans un lieu public n'est pas interdit. Seul le regard des autres ou les remarques déplacées sont à craindre, surtout s'il s'agit d'un bambin qui marche ou qui parle, un sourcil réprobateur peut facilement se lever.

Entre également en ligne de compte votre pudeur. Certaines femmes n'ont pas de honte et d'autres sont mal à l'aise à l'idée de montrer un peu de leur poitrine. Avec un peu de pratique, vous pouvez très bien allaiter sans que personne ne le remarque : grâce à une tenue adaptée, à un lange jeté sur l'épaule ou à un châle d'allaitement (très efficaces, mais ils ne laissent pas de mystère sur ce que vous êtes en train de faire).

Si vraiment cette situation vous angoisse lors des sorties, ne vous en privez pas pour autant. Vous trouverez sûrement un petit coin isolé pour allaiter.

Donner son lait

Votre lait est parfaitement adapté pour votre bébé mais l'est-il pour le bébé d'une autre femme ? Le don de lait doit se faire dans un cadre bien réglementé pour le bien de tous.

Donner son lait au lactarium

Pourquoi donner son lait ? Parce que, comme donner son sang, c'est un acte de solidarité qui sauve des vies, parce que c'est une chose valorisante pour vous-même, parce que c'est un don gratuit et parce que les lactariums font face à un manque cruel de donneuses.

Si vous faites partie de ces femmes allaitantes qui ont du lait en quantité suffisante, vous pouvez profiter de votre allaitement pour faire un geste qui sauve des vies : donner votre lait au lactarium.

Le lait maternel collecté par les lactariums est à destination des bébés nés prématurément. Les mamans de ces bébés ne veulent ou ne peuvent parfois pas tirer leur lait pour allaiter leur bébé qui est nourri par sonde. Le lait maternel étant la nourriture la plus adaptée et n'ayant pas d'équivalent synthétique, il représente un véritable or blanc pour les services de néonatologie. Les lactariums sont les seuls organismes en France à pouvoir collecter, traiter et distribuer le lait.

Concrètement, donner son lait, ça se passe comment ?

Attention : il est nécessaire d'avoir un congélateur (et non un freezer) pour faire un don au lactarium.

1. Contactez le lactarium le plus proche de chez vous. On vous demandera de répondre à certains critères qui peuvent différer un peu d'un lactarium à un autre, de répondre à un questionnaire médical, d'être en bonne santé (une prise de sang est effectuée au début du don, puis tous les 3 mois).

2. Un collecteur passe vous voir pour vous expliquer le protocole pour tirer votre lait en toute sécurité et pour vous distribuer le matériel nécessaire au tirage.

3. Avant chaque recueil, vous devez suivre des règles d'hygiène stricte : se laver les mains et les seins avec un savon non parfumé, puis se sécher la peau avec un mouchoir jetable.

4. Tirez votre lait. On attend de vous au moins 100 ml par jour en moyenne (certaines parviennent à fournir beaucoup plus, mais ce n'est pas une compétition) que vous pouvez tirer en une ou en plusieurs fois, soit pendant la tétée de votre bébé sur l'autre sein, soit après. Vous pouvez cumuler le lait de plusieurs recueils dans un même biberon tout au long de la journée. Le lait doit être refroidi sous un robinet d'eau froide, puis placé dans la zone la plus froide du réfrigérateur à 4 °C.

5. Le matériel utilisé pour le recueil doit être systématiquement dégraissé au liquide vaisselle puis stérilisé après chaque utilisation. Les biberons de collecte, eux, sont déjà stérilisés.

6. En fin de journée, vous placez votre biberon au congélateur en inscrivant la date de recueil sur une étiquette. Le biberon doit être stocké à – 18 °C jusqu'au passage du collecteur. Le lait décongelé ne doit pas être recongelé. Il ne faut pas ajouter de lait fraîchement recueilli à un biberon de lait congelé.

7. Le collecteur du lactarium passe tous les quinze jours ou tous les mois selon votre lactation pour récolter votre production qu'il transporte dans un véhicule équipé de glacières isothermes pour respecter la chaîne du froid et l'apporte ensuite au lactarium.

8. Au lactarium, votre lait est analysé, contrôlé, pasteurisé et redistribué.

9. Votre lait est distribué aux bébés pour qui il est vital dans les établissements de santé ou à domicile sur prescription médicale.

Le protocole peut paraître contraignant, mais il est nécessaire pour offrir aux prématurés un lait de qualité irréprochable. Ça n'est pas forcément marrant de s'y plier, mais la fierté de pouvoir offrir cet or blanc à ces bébés qui en ont tellement besoin est la meilleure des récompenses.

Vous ne pouvez pas donner votre lait dans les cas suivants :

- tabagisme ;
- alcoolisme ;
- usage de drogues, y compris le cannabis ;
- prise de certains médicaments ;
- relations à risque de la donneuse ou de son partenaire ;
- infections sexuellement transmissibles (IST) ;
- antécédent de transfusion de produits sanguins ;
- antécédent de transplantation de tissus ou d'organes ;
- dialyse rénale ;
- antécédent d'insémination artificielle sans contrôle préalable du donneur ;
- antécédent de traitement par des hormones hypophysaires extractives avant 1986 ;
- antécédent personnel ou familial d'une maladie neurovégétative ;
- séjour en Angleterre avant 1996 de plus d'un an cumulé.

Si vous souhaitez donner votre lait, contactez le lactarium le plus proche de chez vous.

Quelques infos :

- Le premier lactarium de France a été créé à l'Institut de puériculture de Paris en 1947.
- Il est interdit de commercialiser le lait maternel. Seuls les lactariums sont habilités à le faire.
- La donneuse est anonyme et ne connaît pas les nourrissons bénéficiaires de son don.

- On peut donner son lait dès la maternité, même le colostrum.
- Vous pouvez contacter le lactarium dès votre grossesse pour anticiper le don.

Qu'est-ce que l'ADLF ?

L'*Association des lactariums de France* (ADLF) a pour but de promouvoir l'allaitement maternel, d'améliorer les conditions de collecte et de distribution ainsi que la qualité du lait humain en France. Le personnel est à votre écoute pour toute question ou conseil et vous reçoit en consultation :

www.association-des-lactariums-de-france.fr

Donner son lait directement : une pratique non recommandée

Ces dernières années s'est développé un réseau de solidarité *via* les réseaux sociaux. Certaines mamans considérant qu'elles n'ont pas assez de lait et souhaitant donner du lait maternel à leur bébé font appel à d'autres mamans qui ont des stocks de lait maternel qu'elles veulent bien partager. Si cela semble sympathique sur le papier, ce genre de démarche est à proscrire et est d'ailleurs totalement interdit. Seuls les lactariums ont le droit en France de procéder à la collecte et à la distribution du lait maternel. L'Association des lactariums de France rappelle le danger de telles pratiques, notamment les risques infectieux sévères puisque le lait peut être contaminé par des bactéries ou des virus (et provoquer septicémie, méningite, maladies à court comme à long terme).

Allaiter le bébé d'une autre

C'est un des grands tabous de l'allaitement… Allaiter le bébé d'une autre ou laisser son bébé boire au sein d'une autre, chaque maman a sa propre conviction sur le sujet. Même si pendant des générations, des nourrices ont donné leur lait aux enfants des autres, même si c'est pratiqué dans les villages africains, allaiter un bébé qui n'est pas le sien n'est pas une pratique recommandée, certaines infections ou virus (comme le VIH ou hépatite B) passant dans le lait.

Témoignages

Jérôme, 29 ans – *Papa d'une fille de 9 ans, d'un garçon de 6 ans (allaités trois mois et demi tous les deux)*

Avant la naissance, nous avions parlé de l'allaitement avec ma femme. J'étais plutôt favorable à l'allaitement parce que je savais que c'était mieux pour le bébé. Ma femme voulait allaiter mais pas à tout prix. C'était une envie, pas une obligation. Si elle n'avait pas souhaité allaiter, je n'aurais pas insisté. Je l'ai soutenue dans son choix.

Notre fille est née prématurée de 6 semaines. La prématurité et son faible poids nous ont fait prendre conscience à quel point c'était important pour elle. Comme elle était petite et faible, ça a été un peu compliqué les premiers jours. Ma femme voulait au moins lui donner le colostrum. Je l'ai soutenue et encouragée à ce moment-là. Elle me dit que c'est ce qui lui a permis de tenir. Moi, ça m'a fait plaisir que cela marche et elle l'a allaitée 3 mois et demi. Même chose pour notre fils qui est né un mois avant terme. Je me suis finalement senti très impliqué.

À mes amis futurs papas, je dis que les débuts peuvent être plus compliqués qu'au biberon mais qu'il y a plein de choses que peut faire le papa s'il ne donne pas le biberon.

Ma femme donnait le sein la nuit, mais je faisais faire le rot, je gardais les bébés droits pour éviter les remontées, je changeais les couches. En fait, j'étais réveillé plus longtemps qu'elle durant la nuit, mais ça me convenait très bien parce que j'aimais m'occuper de mes enfants.

Erwan, 36 ans – *Papa d'un garçon de 7 ans, d'une fille de 3 ans et d'une fille de 20 mois*

Avant d'être papa, je pensais déjà que l'allaitement était une bonne chose. Si ma femme n'avait pas voulu allaiter, j'aurais trouvé ça dommage pour elle et pour le bébé.

Pour plein de raisons, je trouve que l'allaitement est pratique. Il n'y a pas de matériel à transporter, à laver... Une fois passé la période de la montée de lait et de la mise en route, c'est un confort pour tout le monde : le papa, la maman et le bébé. Pour moi, il s'agit d'une relation entre la maman et son bébé, je ne m'en sens pas exclu et c'est à moi de construire ma relation avec mon enfant de mon côté sans prendre ombrage de cette fusion.

Je suis resté et j'ai dormi à la maternité à chaque accouchement pour aider et soulager ma femme au maximum, changer les couches et lui apporter le bébé dans le lit pour les tétées de nuit.

Pendant que ma femme donnait le sein, je faisais toujours attention à ce qu'elle ait de l'eau à proximité, c'était ma façon de participer. J'ai été furieux quand on lui a dit à la PMI qu'elle n'avait peut-être pas assez de lait, tout ça parce que mon fils prenait du poids à son rythme. On entend partout que c'est mieux d'allaiter et, pourtant, rien n'est fait pour aider les familles dans ce sens. Le congé maternité est bien trop court par exemple.

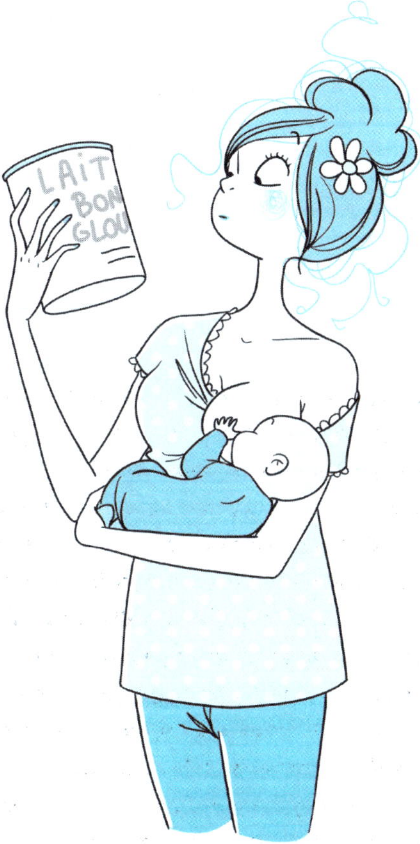

Acte 6

Bien continuer son allaitement

Après quatre à six semaines, votre allaitement est bien lancé. Il semble même que vous puissiez observer un semblant de rythme dans les tétées de votre bébé. Si tel n'est pas le cas, pas d'angoisse, au fil du temps, quatre ou cinq tétées principales vont se dessiner dans la journée, parfois complétées par quelques tétées supplémentaires si besoin. Vous arrivez dans la partie la plus facile de l'allaitement.
Vos seins sont moins tendus, mais cela ne veut pas dire qu'ils produisent moins de lait, cela signifie juste que votre lactation est bien en place. Vous avez moins de fuites de lait et consommez moins de coussinets, cela souligne également que votre corps a intégré le rythme. Votre bébé tète comme un champion, vous arrivez à allaiter en dégrafant votre soutien-gorge d'une seule main. Bref, vous êtes rodée/rodés !

Tirer et conserver son lait

C'est maintenant que vous allez pouvoir profiter pleinement du côté archipratique de l'allaitement. Si vous avez envie de sortir au débotté pour une promenade, pas de souci : de quoi changer votre bébé dans un sac et c'est bon ! Vous pouvez par exemple profiter d'une soirée entre amis qui s'éternise un peu sans avoir à stresser parce que vous n'auriez pas pris une dose de lait supplémentaire. Alors, tirer votre lait, pour quoi faire ?

Tirer son lait

On peut passer un allaitement entier sans tirer son lait, mais le tire-lait (voir page 90) peut être une solution très pratique dans de nombreuses situations :

- Vous avez besoin de dormir une nuit complète.
- Vous avez un rendez-vous auquel vous ne pouvez pas vous rendre avec votre bébé.
- Vous avez envie de sortir sans votre bébé (oui, cela arrive à des femmes très bien et cela ne fait pas de vous une mère indigne).
- Vous avez besoin de donner votre lait d'une autre manière momentanément si vos mamelons sont douloureux.
- Vous voulez donner au lactarium (voir page 132).
- Vous devez être séparée de votre enfant mais vous voulez continuer à allaiter.
- Vous voulez stocker du lait en prévision de la reprise du travail.
- Vous reprenez le travail et avez besoin de stimuler votre lactation et de recueillir votre lait sur votre lieu de travail.

Si vous n'avez pas d'impératif, mieux vaut attendre au moins quatre semaines après la naissance pour commencer à tirer votre lait. Rien ne vaut en effet la succion du bébé et même si vous tirez de manière efficace, la stimulation du tire-lait n'est pas aussi bonne que celle de votre bébé. De plus, il est conseillé d'attendre six semaines pour donner un biberon afin d'éviter une confusion sein-tétine (voir page 150) qui viendrait mettre votre allaitement en danger. Si vous devez faire boire votre bébé autrement qu'au sein avant ce cap des six semaines, préférez lui donner à la seringue (sans aiguille !), à la cuillère ou à la paille.

Un peu plus technique : on peut aussi donner avec le DAL (voir page 86) et si le tuyau est placé le long du petit doigt plutôt que sur le sein, même le papa peut « donner la tétée ».

Les femmes ne sont pas toutes égales devant un tire-lait. La pression ressentie par certaines, face à ce récipient qu'il « faut » remplir, peut être paralysante. D'autres mamans se sentent comparées à une vache laitière quand vient le moment de faire face à l'engin (particulièrement s'il est électrique à double pompage). Certaines vont remplir des biberons à ne plus savoir qu'en faire (pensez alors aux lactariums) pendant que d'autres tireront avec peine seulement quelques millilitres.

La première chose à faire est d'avoir confiance en vous, comme pour tout ce qui concerne l'allaitement, et de se donner l'opportunité de faire les choses dans le calme, sans pression.

Nous vous proposons ici un petit protocole avec quelques repères à adapter à votre situation.

- Préparez le matériel dont vous aurez besoin. Il n'est pas nécessaire de stériliser le tire-lait à chaque utilisation, mais stérilisez-le avant la première utilisation car on ne sait pas forcément comment il a été conditionné... Un lavage soigneux entre chaque utilisation est suffisant.
- Lavez-vous soigneusement les mains au savon.
- Installez-vous confortablement dans une pièce au calme, sans risque d'être dérangée.
- Suivez le mode d'emploi de votre tire-lait pour son installation.
- Appliquez la téterelle fermement en chassant l'air entre elle et votre peau.
- Essayez ensuite, non pas d'aspirer votre lait, mais d'appuyer largement avec la téterelle du tire-lait sur votre aréole pour

stimuler les glandes lactifères. Votre téton va se déformer et s'allonger dans la téterelle comme il le fait dans la bouche de votre enfant et la pression va permettre au lait de jaillir puis d'être recueilli dans le récipient.

L'action de tirer son lait ne doit pas être douloureuse. Si c'est un tire-lait électrique, commencez en réglant sur l'aspiration la plus faible pendant quelques minutes, puis augmentez la force petit à petit en fonction de ce que vous ressentez. Le téton ne doit pas frotter contre la téterelle (choisir une téterelle de taille adaptée à votre sein !). C'est parfois un peu inconfortable, même si les téterelles actuelles en silicone font un excellent travail.

Étalez une goutte de lait ou un peu de crème à la lanoline à la fin de la séance.

Cependant, il n'est pas du tout évident de s'abandonner au tire-lait et de réussir du premier coup. Si vous avez essayé de tirer votre lait et que vous n'avez pas réussi ou que vous n'êtes pas satisfaite du résultat, recommencez en utilisant ces petites astuces :

- Faites une tentative le matin au réveil, quand vos seins sont bien pleins.
- Acceptez que les premiers essais de tire-lait soient souvent peu productifs : il faut que le sein s'habitue à cette stimulation différente.
- Buvez deux grands verres d'eau avant de commencer.
- Regardez votre bébé et laissez-vous envahir par les sentiments qu'il vous inspire pour faciliter la montée de lait.
- Si votre bébé n'est pas à vos côtés, regardez une photo ou respirez un body qu'il aura porté.
- Ne regardez pas ce qui coule de vos seins et laissez votre esprit vagabonder. Pourquoi ne pas prendre un livre ou regarder un film ?

- Profitez d'une tétée pour tirer de l'autre côté. Un peu acrobatique mais le fait qu'un sein soit stimulé va déclencher le réflexe d'éjection de l'autre côté.

Quel est le meilleur moment pour tirer son lait ? À vous de voir selon votre organisation quel est le meilleur moment. Le matin, vos seins sont plus pleins et le lait vient plus facilement. Vous pouvez aussi tirer le soir avant d'aller vous coucher si vous avez peur que votre bébé demande dans la journée et trouve sa ration un peu juste.

Vous pouvez tirer toute une journée sur le sein auquel votre enfant a bu un peu après chaque tétée pour avoir un biberon complet. Vous pouvez également tirer sur le sein que votre bébé n'a pas bu et remplir un biberon en une seule fois.

Certaines femmes créent une tétée supplémentaire en tirant tous les jours vers la même heure pour pouvoir produire du stock facilement.

Exprimer son lait manuellement

Il se peut que vous ne puissiez ou ne souhaitiez pas utiliser de tire-lait pour tirer votre lait.

Vous avez alors la possibilité d'exprimer votre lait à la main. Le processus est plus long mais il vous permet différentes choses :

- d'assouplir vos seins pour faciliter la prise en bouche par bébé ;
- de désengorger vos seins ;
- de stimuler votre lactation ;
- de désobstruer des canaux lactifères.

L'expression manuelle de lait peut vous paraître compliquée et peu satisfaisante au début mais plus vous pratiquerez, plus cela vous semblera facile et plus vos gestes seront efficaces.

Comment procéder ?

1. Lavez vos mains soigneusement au savon.

2. Préparez un récipient propre à large ouverture pour accueillir votre lait sans en mettre partout.

3. Asseyez-vous dans un endroit calme, bien droite, si possible à proximité de votre bébé pour favoriser le processus de lactation. Son babillage, son odeur sur un body ou une photo de lui stimule l'écoulement. Essayez de vous détendre sans avoir d'attente concernant votre production.

4. Massez vos seins largement avec des mouvements circulaires de vos doigts posés bien à plat. Le lait va ainsi commencer à s'écouler *via* le mamelon.

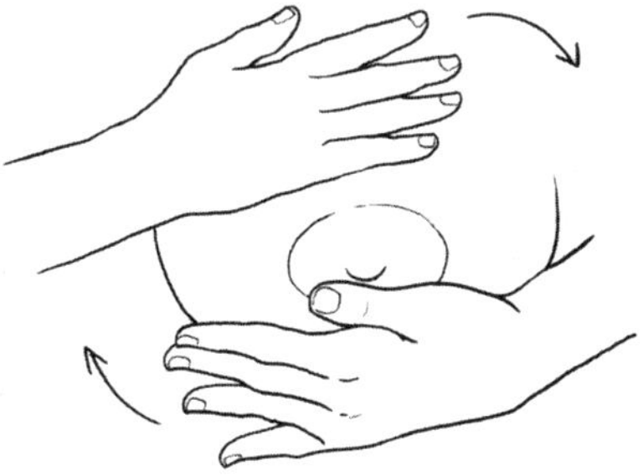

5. Placez votre pouce quelques centimètres au-dessus de l'aréole et les autres doigts en dessous comme si vous portiez une moufle. Roulez vos doigts vers l'arrière (vers le torse) puis vers l'avant (vers l'aréole) et relâchez la pression. Plus vous parvenez à appuyer vers l'arrière, plus la zone stimulée est grande et permet l'éjection d'une plus grande quantité de lait. Recommencez plusieurs fois. Le lait va sortir par jets. Essayez de les orienter vers votre contenant. Gardez vos doigts au même endroit sans les glisser vers l'aréole et sans la pincer. N'hésitez pas à regarder l'illustration en page 146.

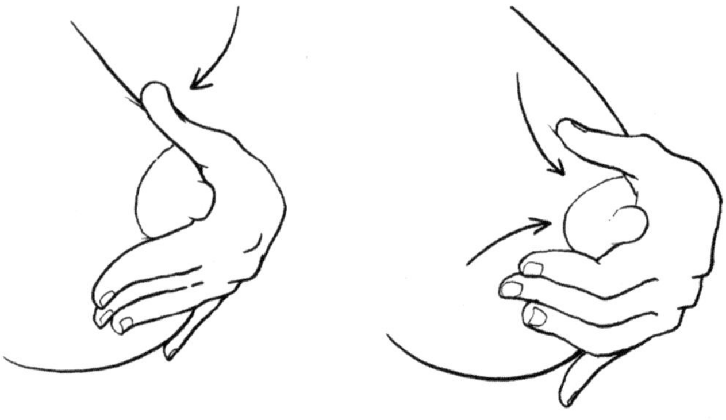

6. Si cela vous aide, penchez votre buste vers l'avant.

7. Pour continuer, veillez à ne pas rapprocher vos doigts du mamelon puis décalez vos mains en rond pour extraire le lait des autres zones du sein.

8. En palpant votre sein, vous trouvez les zones qui sont plus pleines, c'est à ces endroits qu'il faut rouler vos doigts pour extraire du lait.

9. Quand le lait ne coule plus que par petites gouttes, c'est terminé !

L'expression manuelle du lait ne doit pas vous faire mal.

Gardez bien en tête que les premières fois vous sembleront sûrement compliquées et peu efficaces mais vous allez vite prendre le coup de main.

Cette vidéo en français explique parfaitement bien le processus. Vous y voyez d'ailleurs des femmes tirer du lait à la main et cela vaut parfois tous les discours : https://www.youtube.com/watch?v=sVeHgjyz_30

Conserver son lait

Dans sa brochure *Le guide de l'allaitement maternel* disponible en ligne, l'Agence nationale de santé publique préconise de conserver le lait :

- 4 heures maximum à température ambiante (20-25 °C) – c'est-à-dire 4 heures entre le début du recueil et la fin de la prise du lait par le bébé.
- 48 heures maximum au réfrigérateur à une température inférieure ou égale à 4 °C. À contrôler avec un thermomètre.
- 4 mois au congélateur à une température de – 18 °C. Le lait sorti du congélateur doit être consommé dans les 24 heures qui suivent et ne doit pas être recongelé ni chauffé (juste tiédi).

Attention, ces temps de conservation ne sont pas cumulables.

Si vous souhaitez congeler votre lait, faites-le immédiatement après l'avoir refroidi en passant le récipient sous un filet d'eau froide. Ne congelez pas du lait qui a déjà été conservé au réfrigérateur.

Le Leche League propose des temps de conservation supérieurs qui ont fait leur preuve au quotidien. Vous pouvez consulter le mémo sur les temps de conservation en ligne et suivre ces recommandations : www.lllfrance.org (saisissez « conservation du lait » dans l'outil de recherche).

Si vous devez transporter (moins de 2 heures) votre lait, utilisez une petite glacière garnie de pains de congélation et n'ouvrez pas le sac durant le transport.

Vous pouvez stocker le lait dans n'importe quel récipient en plastique ou en verre soigneusement nettoyé, qui ferme hermétiquement, en ne le remplissant pas jusqu'en haut pour éviter qu'il n'explose si vous le congelez. Les sachets stériles de conservation sont une option très pratique qui utilise peu de place dans votre congélateur.

Notez systématiquement le jour où vous avez tiré votre lait sur le récipient ainsi que la quantité tirée et le nom de votre enfant s'il est gardé avec d'autres enfants.

Vous pouvez certes conserver votre lait quatre mois, mais le lait que vous avez tiré quand votre bébé avait 3 mois ne sera peut-être plus adapté quand il aura 6 mois et il pourra réclamer plus facilement ensuite.

Pour décongeler du lait maternel, l'idéal est de le laisser décongeler la nuit au réfrigérateur et de le consommer ensuite dans la journée, ou inversement.

Le lait maternel peut être réchauffé au chauffe-biberon sur la puissance minimum, dans un récipient rempli d'eau chaude ou sous l'eau chaude du robinet. L'usage du four à micro-ondes ou le réchauffage du lait directement à la casserole sont déconseillés car ils lui font perdre ses oméga 3.

Important à savoir : quand on tire le lait de fin de tétée, il est presque « jaune » car chargé en bons acides gras. Au frigo ou au congélateur, ces acides gras vont remonter à la surface et se solidifier (un peu comme dans le pot-au-feu). Ne croyez pas que le lait a « tourné » et qu'il n'est plus bon. Il suffit de remélanger cette matière grasse une fois le lait légèrement tiédi avant de la donner à téter.

Maintenir sa lactation

Pour maintenir une bonne lactation, rien de tel que de rester près de son bébé au maximum, de le câliner, de le laisser téter autant qu'il veut (sous réserve qu'il tète activement, mais ne le laissez pas « tétouiller » des heures s'il ne fait que suçoter le sein sans vraiment boire), de se reposer et d'avoir un mode de vie équilibré. Cependant, pour maintenir votre lactation, voici d'autres conseils qui pourraient vous être utiles.

Et tant que vous n'êtes pas encore parfaitement en confiance avec votre allaitement, écartez les personnes négatives, décourageantes, bref toxiques. N'hésitez pas à proposer les deux seins à chaque tétée pour voir si le bébé tète de bon cœur ou s'il a eu assez avec le premier.

Côté pratique…

Si jamais vous devez vous absenter, vous pouvez laisser un biberon de lait maternel ou artificiel à donner à votre bébé. Si votre bébé a moins de 6 semaines, essayez de lui faire administrer le lait à la pipette (ou seringue), à la cuillère ou à la tasse. Plus vous pouvez retarder le moment de donner un biberon à votre enfant, moins vous risquez de vous retrouver face à une confusion sein-tétine (voir page 150).

Mais si ce n'est pas faisable, pas de panique. Donnez ou faites donner le biberon, et observez bien comment se passe la tétée suivante. Certains enfants s'accommodent très bien des deux.

Si votre enfant a plus de 5-6 mois, la tétée peut alors être remplacée par un produit laitier donné à la cuillère (yaourt, petit-suisse…).

Si vous devez vous absenter et sauter une tétée, essayez de tirer votre lait à l'heure où votre enfant l'aurait demandé.

Quand vous retrouvez votre bébé, laissez-le alors téter au maximum.

Des produits galactogènes ?

On vend dans le commerce toutes sortes de produits galactogènes ou de compléments pour aider les femmes allaitantes. Si votre alimentation est équilibrée, l'allaitement ne va pas puiser dans vos ressources, les compléments ne sont donc pas nécessaires à moins que vous ne souffriez d'une carence en particulier. La personne chargée de votre suivi sera à même de vous prescrire une prise de sang et le supplément adéquat si besoin.

Certains médicaments sont parfois détournés pour aider une femme à stimuler sa lactation. Nous vous invitons à prendre conseil auprès de votre médecin, de votre sage-femme, de votre consultante en lactation ou de votre pharmacien avant de prendre un tel traitement.

En ce qui concerne les aliments galactogènes, ceux qui ont pour réputation de stimuler la production de lait, il est étonnant de constater qu'aucune étude scientifique n'a été faite sur le sujet (sauf sur le malt, mais l'étude n'a pas été vérifiée). On ne sait donc pas scientifiquement quels sont les aliments galactogènes. On constate cependant que, dans toutes les cultures et dans toutes les familles, il y a des aliments considérés comme galactogènes. Citons par exemple : le malt, la levure de bière, le fenugrec, le fenouil...

L'effet de ces aliments est très variable selon les femmes : évident pour certaines et totalement inefficace pour d'autres...

En revanche, on déconseille la consommation en grande quantité de certaines plantes comme la menthe, le persil, la sauge ou le soja qui feraient baisser la production de lait.

L'allaitement mixte (confusion sein-tétine)

Un allaitement mixte signifie que l'on allaite au sein et que l'on donne aussi des biberons. La proportion de lait maternel et de lait artificiel peut différer selon les cas. Il peut s'agir d'un biberon par jour, moitié-moitié ou plus. Il y a autant d'allaitements mixtes que de couples maman-bébé (et papa !) qui s'y adonnent. S'il a un côté séduisant, l'allaitement mixte présente quelques inconvénients à envisager, à commencer par la confusion sein-tétine.

Votre enfant, habitué au sein, a une manière de le téter particulière et il y met beaucoup d'énergie. Face à un biberon, la succion est très différente et plus facile. Certains bébés passent du sein au biberon sans aucun souci, d'autres refusent le biberon ou se mettent à refuser le sein après quelques biberons.

Votre enfant peut aisément être bien plus intéressé par le biberon qui lui offre une solution de facilité que par votre sein qui lui demande des efforts.

Pour limiter ce risque de confusion sein-tétine, investissez dans des biberons dont la tétine est proche au niveau forme et texture du sein maternel, c'est-à-dire bien large avec le bout de la tétine assez long. Choisissez des tétines à débit lent pour que l'effort soit le plus proche possible de celui du sein et serrez assez la bague de la tétine pour qu'il y ait un vrai effort de succion pour faire sortir le lait.

En bref, l'allaitement mixte peut être un bon moyen pour allaiter longtemps, mais il risque de conduire au sevrage prématuré en perturbant également la lactation. Introduire des biberons de manière régulière, c'est diminuer les tétées. C'est envoyer le message au corps qu'il n'a plus besoin de tant produire, ce qu'il fera. Et le bébé aura plus de mal à téter... un cercle vicieux.

Si vous souhaitez allaiter en mixte, attendez de préférence que votre enfant ait 4 à 6 semaines car la confusion sein-tétine diminue même si elle reste un risque. Choisissez un lait hypoallergénique pour prendre le relais en douceur.

Si vous allaitez en mixte et que vous souhaitez reprendre un allaitement exclusif, même si cela est compliqué, vous pourrez sûrement y arriver (voir relactation, page 115).

Allaiter avec une écharpe

L'allaitement devenant de plus en plus banal en public – même si, nous sommes bien d'accord qu'il reste encore du chemin à faire ! –, les mamans allaitantes sont de plus en plus actives et visibles dans notre société.

Les porte-bébés des années 1990 ont laissé la place à des manières de porter bien plus pratiques, agréables et confortables pour les parents et les bébés : on appelle cela « le portage physiologique ».

Désormais, le bébé est porté dos arrondi en position « accroupie » bien installé sur ses fesses, les jambes écartées avec les genoux à hauteur de son nombril, particulièrement quand il est nourrisson. Il doit être maintenu par un tissu souple mais ferme qui ne glisse pas et qui ne se détend pas une fois installé. Le bébé doit être porté assez haut sur le torse, à portée de bisous du porteur pour pouvoir poser sa tête confortablement. Il ne repose alors ni sur son entrejambe, ni sur ses pieds et doit avoir le visage dégagé pour pouvoir respirer sans contrainte.

Quand on allaite, cette proximité avec le bébé est bénéfique pour la lactation. Votre odeur rassure bébé qui peut s'endormir dans la bonne odeur de lait. Si vous le voulez, vous pouvez aussi l'allaiter en le portant.

Voici quelques techniques :

- Le nouveau-né peut être allaité en position « berceau » – c'est la position la plus proche de la madone quand vous le portez en écharpe. Veillez à ce que bébé soit bien couché sur le côté, la bouche face au sein pour préserver l'axe bassin-colonne-tête. Le *sling* (avec son anneau) est très pratique pour cette installation en berceau.

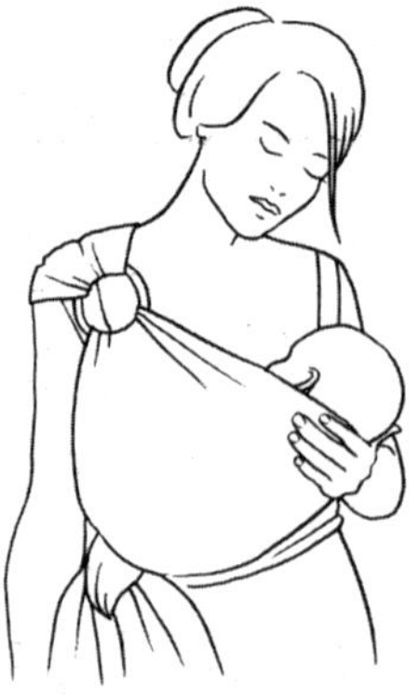

- Le traditionnel « enveloppé-croisé » qui est le nœud que l'on apprend souvent en premier. Il vous suffit de desserrer un peu la tension de l'écharpe et de proposer le sein à bébé qui pourra boire assis bien tranquillement au chaud contre vous.

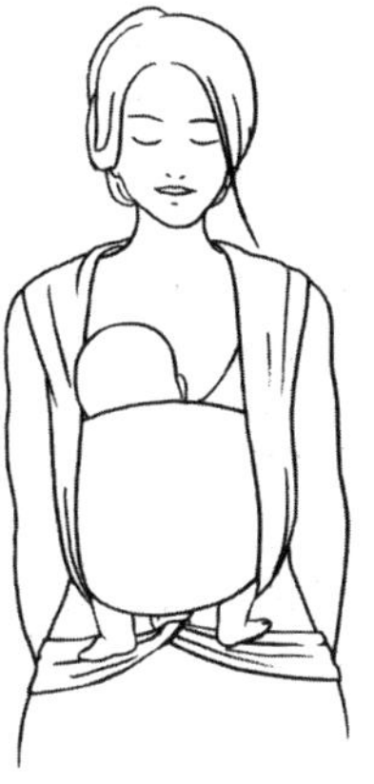

Quelques recommandations :

- La tête de bébé doit toujours être plus haute que ses fesses.
- Bébé doit pouvoir dégager sa tête sans effort et ne pas être coincé sur le sein.
- Ne serrez pas trop les nouages pour que bébé soit dans un espace aéré et préférez le recouvrir d'une seule épaisseur de tissu.
- En fin de tétée, redressez toujours bébé dans l'écharpe pour faciliter les rots et dégager ses voies respiratoires en cas de rejet.

Avec un peu d'entraînement, vous maîtriserez vite les nœuds et l'installation en écharpe. Le mieux pour apprendre étant de prendre un cours lors d'un atelier ou de regarder des vidéos explicatives sur Internet tout en reproduisant les gestes. Pour aller plus loin, nous vous invitons à découvrir l'association **Porter son enfant** : www.portersonenfant.fr

Les laits artificiels

Le lait artificiel est également appelé lait infantile. Il est à base de lait de vache ou de soja. C'est le substitut au lait maternel le plus adapté aux bébés. Le lait est composé de protéines de lait de vaches modifiées pour les faire ressembler à celles du lait maternel, de glucides, de matières grasses, de vitamines et de minéraux. Le lait artificiel est présenté en poudre. Il faut ajouter de l'eau en bouteille (vérifiez sur l'étiquette que l'eau est propre à la préparation des biberons). La dilution est une dose rase de lait pour 30 ml d'eau. On peut proposer le lait chaud, tiède ou à température ambiante. Il est déconseillé d'utiliser le four à micro-ondes pour chauffer l'eau en raison du risque de brûlures.

Il existe des laits artificiels adaptés à chaque petit bobo : lait AR (antirégurgitations), lait spécial transit (pour les bébés constipés), lait sans lactose (lors des diarrhées)... En relais de l'allaitement, il est conseillé de prendre un lait hypoallergénique (HA). Normalement, le lait HA est conseillé uniquement pendant le temps de l'allaitement mixte ou si le risque d'allergie est important. Pour commencer un sevrage total, le lait 1er âge devrait suffire. De 0 à 6 mois, le lait 1er âge est indiqué. De 6 mois à 1 an, il faut alors passer au lait 2e âge. Les laits 2e âge sont plus concentrés en nutriments. Seule la teneur en lipides (graisses) diminue car bébé va commencer la diversification alimentaire et lentement la part des graisses de l'alimentation va diminuer. Puis c'est le lait de croissance qui est indiqué jusqu'à 3 ans (ou lait entier, selon vos préférences). En revanche, ne vous fiez pas aux laits ou aux jus végétaux à base de soja, d'amandes, de noisettes et autres qui ne contiennent ni le calcium, ni les vitamines nécessaires au bon développement de votre enfant.

La diversification alimentaire

En France, le début de la diversification alimentaire est à l'heure actuelle préconisé autour des 5 mois. Il semble que ce soit le meilleur âge, ni trop tôt, ni trop tard, pour limiter les allergies. Cependant, l'OMS préconise un allaitement exclusif jusqu'à l'âge de 6 mois. Les recommandations que l'on peut lire ici et là mentionnent la plupart du temps la prise du biberon, mais ne font pas cas des bébés toujours allaités à l'âge de la diversification.

La diversification implique la fin de l'allaitement (au sein ou au biberon) exclusif et l'introduction de nouveaux aliments dans le régime alimentaire de bébé. Jusqu'à 1 an l'enfant a simplement besoin de 500 ml de lait maternel ou infantile par jour pour couvrir ses besoins. La diversification a pour utilité de mettre le bébé en contact avec des protéines alimentaires, de lui faire découvrir des nouvelles saveurs et d'apprendre la mastication.

Elle se déroule exactement de la même manière que votre enfant soit allaité exclusivement, en mixte ou au biberon.

En suivant les recommandations de votre pédiatre, vous introduisez progressivement des fruits, des légumes, des protéines et des laitages dans l'alimentation de votre bébé. Vous commencez par une cuillère puis augmentez les doses au fil du temps. Il vous suffit de continuer à allaiter votre bébé comme vous l'avez toujours fait. Là, vous commencerez le repas avec les purées ou les compotes et vous compléterez avec le sein. Cela permettra à votre enfant d'avoir l'envie et l'appétit pour se régaler de nouvelles saveurs. Le lait reste la base de son alimentation et jusqu'à 1 an, il doit en consommer l'équivalent d'un demi-litre par jour. Les aliments que vous lui proposez en plus de ce lait sont surtout destinés à éveiller son palais et à l'amener tranquillement à évoluer vers une alimentation moins centrée sur le lait.

Attention **:** le lait contient du fer, des protéines, du calcium, des lipides, des vitamines qui ne sont pas présents en quantités suffisantes dans les jus végétaux. Les « laits » (de soja, avoine, noisettes…) ne sont également pas assez caloriques pour répondre aux besoins nutritionnels d'un bébé qui vit une croissance fulgurante durant ses premiers mois. Avant 1 an, préférez le lait maternel ou le lait artificiel 1er ou 2e âge selon l'âge de votre bébé. Après 1 an, vous pouvez proposer des jus végétaux à la dégustation pour faire découvrir leur goût à votre enfant mais ils ne doivent pas prendre la place du lait maternel ou du lait artificiel dans l'alimentation de votre bébé au risque de créer des carences.

Que penser des petits pots ?

En France, la législation concernant les petits pots est extrêmement stricte. Vous pouvez donner des petits pots si vous trouvez cela plus pratique sans vous culpabiliser. Regardez cependant la composition, histoire de savoir ce que vous donnez vraiment à manger à votre enfant. Choisissez des marques bio avec une liste d'ingrédients la plus courte possible. Bien souvent, les petits pots de légumes contiennent beaucoup de pommes de terre (plus économique pour les industriels). Si votre bébé s'habitue à la texture très lisse des petits pots, il peut ensuite avoir du mal à manger une purée maison mixée plus grossièrement. Dans ce cas, ne vous découragez pas et continuez à lui proposer du fait maison.

Plus un aliment est chauffé plus il perd de ses qualités nutritionnelles (vitamines). Ne faites pas chauffer les aliments dans leurs contenants en plastique ou en verre mais versez-les dans une assiette ou un bol puis mélangez pour homogénéiser la température.

Une alternative est possible les soirs « parents pressés » : les légumes surgelés. Vous n'aurez plus qu'à ajouter une noisette de beurre ou une cuillère d'huile d'olive ou de colza.

Le plus de la sage-femme

> **Si vous constatez que votre enfant s'énerve quand vous commencez par le solide, essayez de donner une tétée avant car un bébé qui a faim n'est pas forcément réceptif à faire des découvertes gustatives, et l'alimentation « solide » peut diminuer son appétit pour la tétée nutritive.**

Il semblerait qu'une introduction précoce (4 mois révolus) chez les nourrissons à risque allergique pourrait réduire la survenue de manifestations allergiques. Il est capital d'introduire le gluten sous forme de céréales infantiles, de pain, de pâtes ou de biscuits entre 4 et 7 mois pour limiter au maximum les risques d'intolérance au gluten. Il semble préférable d'introduire les aliments réputés à fort potentiel allergisant (œufs, poisson, fruits exotiques, fruits à coque, arachide) un par un et en respectant des intervalles de 4-5 jours entre deux nouveaux aliments.

S'absenter quelques jours et continuer à allaiter

La vie fait que vous avez à vous absenter quelques jours, mais vous souhaitez cependant continuer à allaiter votre enfant. Évidemment, plus vous repoussez cette première séparation longue, mieux votre allaitement est mis en place ; et plus elle est courte, moins elle viendra le menacer. Vous allez tirer votre lait autant de fois que votre bébé vous réclame le sein habituellement. Vous sentirez d'ailleurs peut-être des montées de lait à l'heure où votre enfant tète. En quittant votre bébé, expliquez-lui la situation en utilisant des mots d'adultes et laissez-lui un doudou ou un tee-shirt coloré que vous aurez porté contre votre poitrine pendant au moins une journée ou une nuit. Cela lui permettra d'avoir votre odeur près de lui. À votre retour, donnez le sein à votre bébé dès que possible et proposez-lui à téter de manière répétée pour relancer la lactation au mieux.

Conseils de la vie courante

- En cas de forte chaleur, voire de canicule, proposez très fréquemment le sein à votre bébé. Pas besoin de lui donner forcément de l'eau, votre lait sera suffisant pour l'hydrater.
- Que vous soyez, votre bébé ou vous, malade, continuez à allaiter, c'est ce qu'il y a de mieux.
- Le lait est un très bon traitement d'appoint pour les nez bouchés et les conjonctivites de votre bébé (voir pages 103-104).
- Si vous ne comprenez pas pourquoi votre bébé pleure, proposez-lui le sein. Même si cela vous paraît trop ou trop souvent, proposer le sein n'est jamais une erreur.
- Les bébés ont parfois un sein préféré. Peut-être que le lait sort mieux ou qu'il est plus confortable d'un côté. Continuez à lui proposer les deux seins et parlez-en à votre sage-femme ou votre consultante en lactation. Une visite chez l'ostéopathe pourra peut-être aussi donner une explication.
- Vos seins présentent peut-être des veines très bleues et très marquées. Ne vous inquiétez pas, la peau de vos seins retrouvera plus tard sa teinte habituelle.
- Pour allaiter, vous n'avez pas besoin d'être les yeux dans les yeux avec votre bébé systématiquement. Accordez-vous durant certaines tétées une pause lecture, télé ou autre. Et sans culpabiliser !

Diversification alimentaire différente (DME)

Aujourd'hui, on entend de plus en plus parler de la diversification menée par l'enfant, aussi appelée DME. Il s'agit de laisser le bébé choisir lui-même ses aliments pour qu'il explore l'alimentation selon son appétit et sa curiosité. Cette méthode est, pour certains, la suite logique de l'allaitement à la demande. Ce mode de diversification s'effectue vers les 6 mois pour que le bébé tienne bien son dos quand il est assis et qu'il puisse attraper lui-même la nourriture. Au lieu de lui donner des aliments mous à la petite cuillère, on propose au bébé une assiette avec des aliments solides d'une taille lui permettant de les attraper à pleine main. Il peut s'agir de fruits, de légumes, de féculents, mais aussi de viande ou de poisson. Cette diversification permet à l'enfant d'appréhender l'aliment individuellement par le biais d'un maximum de ses sens (toucher, vue, odorat et goût) alors que les aliments mixés ensemble en purée lui offrent un mélange plus complexe à décoder.

Les familles qui pratiquent la DME aiment que l'enfant puisse partager des repas de famille simplement et que cette technique favorise sa curiosité alimentaire et sa motricité fine. Avant de vous lancer dans la DME, n'hésitez pas à être curieux ! Pour en apprendre plus sur cette méthode, vous pouvez lire :

- Le site : www.diversificationalimentaire.com
- Le site : www.bebemangeseul.com
- Le livre : *La diversification menée par l'enfant*, de Stefan Kleintjes
- Le livre : *Petites mains, grande assiette*, d'Annie Talbot, Évelyne Bergevin, Marie-Ève Richard

Attention : demandez conseil à votre pédiatre et soyez attentive aux capacités de mastication et de déglutition de votre enfant.

Témoignages

Céline, 44 ans – *Maman d'une fille de 19 ans et de deux garçons adolescents*

Allaiter pour moi était normal. Je me souviens de ma mère allaitant mes frères et je me souviens d'avoir goûté le lait de ma mère. D'où ma surprise quand j'ai vu comment l'allaitement était abordé à la maternité. Une sage-femme m'a montré différentes positions pour les crevasses, mais c'est tout. En fait, je n'imaginais pas que cela pouvait mal se passer, que j'allais avoir mal. J'avais 25 ans, c'est surtout ma mère qui m'a aidée en m'expliquant comment tirer mon lait et en dédramatisant les soucis. Pourtant, malgré les galères, je n'ai jamais imaginé laisser tomber. J'ai repris le travail quand ma fille avait 2 mois, ma lactation a rapidement baissé car je ne l'ai pas entretenue, je l'ai donc allaitée trois mois. Même chose pour mon fils, j'ai repris le travail et c'était un gros bébé qui dormait beaucoup, ma lactation a donc vite chuté. Pour mon troisième enfant, j'étais en congé parental. Après deux enfants, je pensais avoir un master en lactation et pourtant les débuts ont été difficiles. J'ai eu de grosses crevasses, mais je me suis accrochée, renseignée. J'ai eu mal durant trois mois. Et puis j'ai découvert à quel point l'allaitement est pratique passé six mois. J'ai le regret de ne pas avoir allaité mes deux grands aussi longtemps, mais, à l'époque, je manquais d'informations, et ma situation professionnelle n'était pas facile à gérer.

Anne, 32 ans – *Maman d'une fille de 9 ans et d'un garçon de 7 ans*

Quand j'étais adolescente, je me disais que je n'allaiterais jamais car j'étais trop pudique. C'était hors de question et, à l'époque, je ne savais pas si c'était meilleur ou pas. Ma sœur a eu plusieurs enfants avant moi et je l'ai vue allaiter, j'ai entendu que c'était meilleur pour les bébés.

Lors de ma première grossesse, j'étais dans un trip écolo et je n'étais pas riche, je me suis dit que j'essaierais d'allaiter. À la naissance de ma fille, l'allaitement s'est déroulé très simplement malgré quelques douleurs les premiers jours et un réflexe d'éjection fort (REF). On m'a tout de suite expliqué ce que c'était et on m'a donné quelques conseils, et le souci a été réglé.

Je n'ai pas décidé de passer à l'allaitement long, cela s'est fait tout seul. Quand j'étais enceinte de trois mois, ma fille avait 15 mois et elle s'est détournée du sein toute seule. C'était plutôt bien car je n'avais pas forcément envie de coallaiter.

Pour mon second allaitement, même topo avec un REF facile à gérer. La fin de l'allaitement s'est faite vers 21 mois. Il ne tétait plus que le matin, et, de mon côté, je commençais à avoir envie que cela s'arrête. Un matin, il a fait la grasse matinée et a sauté la tétée.

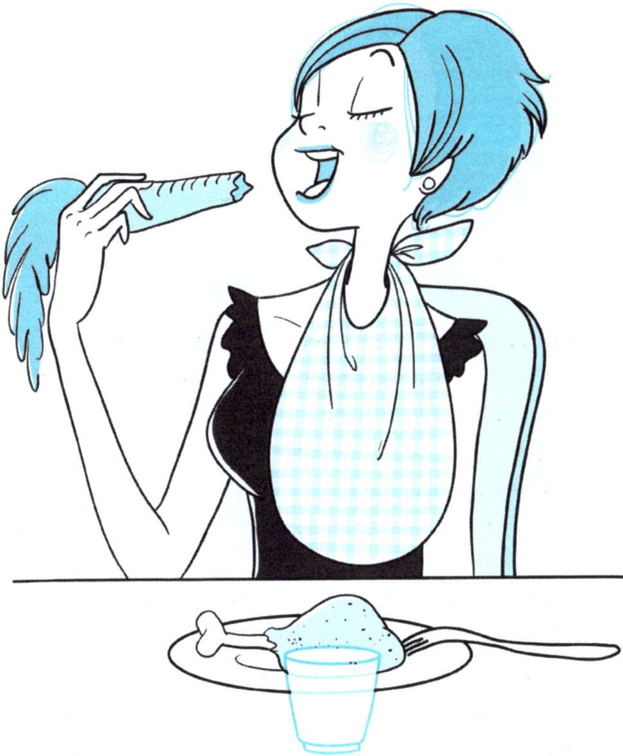

Acte 7

Hygiène de vie

Après la période de grossesse qui engendre de sérieuses restrictions alimentaires et comportementales, la période d'allaitement peut être vécue comme un prolongement de cet état de contrôle constant. L'allaitement est au contraire un bon moyen pour reprendre peu à peu une vie normale tout en vous ménageant et en gardant de bonnes habitudes dans votre hygiène de vie. C'est un bon prolongement pour continuer à intégrer dans votre vie les modifications induites par votre grossesse comme l'arrêt du tabac ou un meilleur équilibre alimentaire… Le fait de nourrir votre bébé vous motive à poursuivre dans ce sens et tant mieux ! Heureusement, la période d'allaitement est beaucoup moins restrictive que celle de grossesse et vous pouvez vivre de manière tout à fait normale tout en gardant en tête quelques recommandations que nous développons ici.

Alimentation

Terminées les restrictions alimentaires relatives à la grossesse ! Quand on allaite, aucun aliment n'est interdit, youpi !

Le fait de produire du lait ne nécessite pas de manger pour deux. Vous brûlez tout de même environ 500 calories de plus par jour, ce qui est important. Voilà pourquoi certaines femmes fondent littéralement durant l'allaitement.

Cependant, le corps utilise mieux les aliments comme quand vous êtes enceinte. Il a donc un meilleur rendement et utilise les nutriments de manière optimale. Tout est fait pour que vous puissiez fournir suffisamment de lait sans forcément manger plus. Il suffit de suivre votre faim et celle-ci peut être aussi augmentée par la fatigue inhérente à votre situation de jeune maman et à l'accouchement.

Vous pouvez donc consommer tous les aliments que vous voulez et retrouver le plaisir de déguster des sushis, de la charcuterie et de la viande rouge sans crainte !

« Magie » de l'allaitement, les aliments que vous mangez donnent du goût à votre lait. Votre bébé découvre ainsi les saveurs que vous dégustez et ses papilles s'éveillent encore une fois grâce à vous (mais oui, souvenez-vous, ce que vous mangiez pendant la grossesse donnait déjà du goût au liquide amniotique !). Certains aliments forts en goût comme les asperges, l'ail ou le chou peuvent donner une saveur très prononcée au lait. Si votre bébé semble moins apprécier sa tétée, vous avez peut-être consommé un aliment qui ne lui plaît pas.

Si vous en avez la possibilité, et cela n'est pas forcément facile dans nos vies de femmes très actives, consommez des aliments bio le moins transformés possible. En effet, on sait que les pesticides, les colorants, les additifs alimentaires passent dans le lait. Ils risquent d'avoir des conséquences néfastes sur la santé de votre enfant à long terme. Il est donc préférable de manger

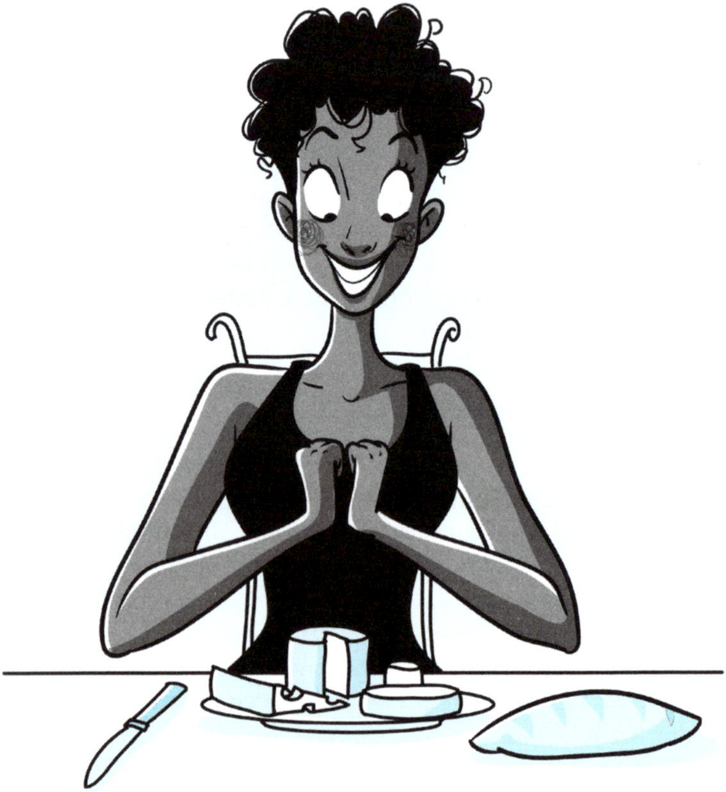

en priorité certains aliments bio (la farine, les œufs et le lait) et d'éviter autant que possible les produits manufacturés. Préférez par exemple cuisiner des lentilles sèches que d'ouvrir une boîte ou un sachet déjà préparé. Préférez manger du pain acheté chez le boulanger plutôt que du pain de mie en sachet dans lequel on ajoute un grand nombre de conservateurs. Lisez les étiquettes, vous réaliserez le grand nombre d'additifs présents dans les aliments manufacturés. Certaines applications mobiles comme Yuka peuvent vous aider à vous y retrouver concernant les additifs alimentaires.
Il pourra être intéressant aussi de penser à éplucher les fruits et légumes non bio pour éviter d'en consommer la peau, toujours plus ou moins « chargée » en pesticides ou autres.

Évitez de manger ou de boire trop sucré. Si vous avez des fringales, ne vous jetez pas sur le paquet de gâteaux si appétissants mais qui ne vous satisferont pas longtemps. Préférez les sucres lents et faites-vous un goûter complet à base de pain frais par exemple. Si vous consommez des sucres rapides, vous risquez d'avoir à nouveau une fringale dans l'heure qui suit.

Le plus de la sage-femme

Les fringales de sucré sont peut-être le signe que le repas précédent ne comportait pas suffisamment de sucres lents. Si vous voulez faire d'une pierre deux coups (éviter les fringales et limiter la prise de poids) :

• Intégrez des aliments à indice glycémique bas à chacun des trois repas : pain complet, pâtes et riz complets ou semi-complets, légumineuses, la plupart des fruits et légumes frais, chocolat noir, noix, amandes...

• Associez toujours les aliments à indice glycémique élevé (pain blanc, riz blanc, riz à cuisson rapide, pâtes, pommes de terre, céréales type corn flakes et autres céréales sucrées, chocolat au lait, sucreries, etc.) à des fruits frais ou à des légumes verts : les fibres végétales vont ainsi réguler les variations de glycémie et éviter les fringales qui peuvent survenir 1 h 30 à 2 h après le repas.

Vous pouvez consulter ce tableau pour en savoir plus : www.sante-et-nutrition.com/index-glycemique/

Nos grands-mères pensaient que pour produire du lait, il fallait consommer des produits laitiers. On sait désormais que c'est faux et qu'il n'est pas utile de consommer plus de lait pour en produire. Le calcium nécessaire se trouve aussi dans de nombreux autres aliments. Il est intéressant de savoir que, pendant l'allaitement, les os perdent un peu de calcium mais à la fin de l'allaitement, ils se reconstituent et sont plus forts qu'avant.

Il arrive que certains bébés soient allergiques aux protéines de lait de vache (PLV). Dans le cadre d'un allaitement, les protéines passent dans votre lait pour permettre à votre bébé de s'y habituer.

De manière générale, si vous avez l'impression que votre enfant réagit mal quand vous mangez certains aliments (ballonnements, reflux, constipation, pleurs...), arrêtez de consommer cet aliment et voyez si cela améliore son état. Parlez de ces doutes avec le médecin chargé du suivi de votre enfant.

Le plus de la sage-femme

Où trouver du calcium ailleurs que dans les produits laitiers ?

Du plus riche au moins riche en calcium :

- **les algues**
- **le sésame**
- **l'eau minérale (Hépar, Courmayeur, Contrex...)**
- **le chou**
- **la mélasse**
- **la sardine (surtout si on mange les arêtes)**
- **les amandes, noisettes, pistaches**
- **les légumineuses (en particulier soja, pois chiches et haricots secs)**
- **les légumes à feuilles : pissenlit, cresson, brocoli**
- **les fruits secs (surtout figue)**
- **les céréales (en particulier orge et blé)**
- **les crevettes et les œufs de poisson**

Concernant les boissons, l'eau est la seule boisson nécessaire à l'allaitement. Rien ne sert de se fixer un objectif de consommation ou de se forcer à boire. Écoutez votre corps et buvez à votre soif de l'eau, des jus ou des tisanes sans attendre d'avoir une forte sensation de soif ou mal à la tête. N'oubliez pas d'avoir toujours une bouteille d'eau à portée de main lors des premiers mois d'allaitement où la sensation de soif se fait très fortement sentir lors des tétées. Les jus de fruits peuvent vous apporter des vitamines. N'en consommez tout de même pas trop car ils apportent également du sucre et préférez le jus de fruits frais que vous pressez vous-même.

Le plus de la sage-femme

Si vous êtes du genre « chameau » qui ne boit que très peu habituellement, soyez quand même vigilante à boire au moins un 1,5 litre d'eau par jour avec l'allaitement.

Une petite astuce pour connaître son état d'hydratation : dès que la couleur des urines est jaune prononcée, voire plus foncée, c'est qu'on ne s'est pas assez hydratée.

Café, thé, soda au cola contiennent des excitants. La caféine passe dans le lait, en petite quantité. Une boisson excitante dans la journée n'a, en général, pas d'incidence sur votre bébé. Si vous constatez que votre bébé a du mal à trouver le sommeil, qu'il est grognon, irritable ou énervé, essayez de ne pas en consommer du tout pour voir si la situation s'améliore. Certains bébés supportent en effet très bien les excitants et d'autres y sont très sensibles.

Si vous êtes végétarienne (avec consommation de protéines : poissons, œufs, produits laitiers...), l'allaitement ne pose pas de souci particulier.

En revanche, si vous êtes végétarienne stricte ou végétalienne, c'est-à-dire que vous ne consommez aucun produit d'origine animale, reportez-vous à la page 102 dans le chapitre sur les cas particuliers.

Alcool

L'alcool passe dans le lait et diminue le réflexe d'éjection du lait. Il excite votre bébé et peut entraîner de longues périodes de pleurs sans sommeil. La dose d'alcool contenue dans le lait est la même que celle contenue dans le sang. Quand on connaît les effets de l'alcool sur l'adulte, il est facile de comprendre que **l'alcool est dangereux pour le foie et le cerveau en plein développement des nourrissons**.

La consommation d'alcool est à proscrire durant l'allaitement, surtout les premiers mois. Si vous allaitez un certain temps, cette privation peut être difficile à vivre. Si vous sentez que le fait de ne pas consommer d'alcool vous pèse, lâchez un peu la bride et savourez un verre ou deux au maximum en pleine conscience, une ou deux fois dans la semaine. Buvez alors un verre juste après la tétée. Si vous décidez de boire plus d'un verre d'alcool dans la journée, mieux vaut donner à votre bébé du lait tiré au préalable. Le pic d'alcool dans le lait atteint son maximum une demi-heure à une heure après consommation. Attendez au moins 2 ou 3 heures après avoir bu un verre avant de donner le sein. Si vous envisagez une soirée alcoolisée, tirez votre lait avant l'évènement pour le donner à votre bébé et ainsi attendre 12 heures avant la tétée suivante.

Si vous sentez que votre rapport à l'alcool devient trop envahissant, vous pouvez contacter ***Écoute alcool*** au 0 811 91 30 30. Vous pouvez également appeler ***Alcool Info Service*** au 0 980 980 930.

Cigarette/Tabac

Évidemment, il est préférable de ne pas fumer pendant l'allaitement. La nicotine induirait une production lactée plus faible. Elle passe également dans le lait à qui elle peut donner un goût et peut avoir des conséquences comportementales et physiques sur le bébé. En revanche, ne pensez pas que le tabagisme proscrive l'allaitement : le lait d'une mère fumeuse est plus bénéfique pour un bébé que le lait artificiel. Mais, on vous le répète, **mieux vaut ne pas fumer du tout**.

Si vous continuez à fumer, prenez tout de même certaines précautions :

- Ne fumez pas en présence de votre bébé.
- Ne fumez pas dans votre maison, et fumez exclusivement à l'extérieur pour limiter le tabagisme passif. Même chose pour votre compagnon et vos visiteurs.
- Limitez votre consommation au maximum.
- Fumez après la tétée car le taux de nicotine reçu par votre bébé est bien supérieur juste après avoir fumé.
- Essayez de ne pas fumer dans les 2 heures précédant une tétée.

Par ailleurs, il n'est peut-être pas trop tard pour trouver de l'information ou prendre rendez-vous avec un médecin ou une sage-femme tabacologue en appelant ***Tabac Info Service*** au 39 89.

Drogue

La moindre drogue est **catégoriquement interdite durant l'allaitement**. Si vous fumez du cannabis ou que vous êtes dépendante à une drogue, signalez-le à votre médecin ou à votre sage-femme. Un suivi particulier pourra être mis en place et vous pourrez être assistée si vous souhaitez vous sevrer.

Si besoin, vous pouvez contacter : ***Drogues Info Service*** au 0 800 23 13 13.

Forme

Après l'accouchement, vous avez peut-être envie de retrouver rapidement votre ligne. Prenez patience, chaque chose en son temps. Votre corps s'est modifié au fil des mois pour donner naissance à votre bébé. Si certaines ont récupéré la ligne en sortant de la maternité, ce n'est pas le cas de toutes les femmes.

Minceur

L'allaitement va vous aider à retrouver la forme au fil du temps. Soit vous allez maigrir durant l'allaitement, soit vous perdrez du poids à la fin de l'allaitement. Certaines perdent du poids de manière systématique à chaque tétée. Et d'autres reprennent un ou deux kilos avec l'allaitement, il n'y a pas de règle.

Faites confiance à votre corps et ne lui demandez pas de revenir à la normale. D'ailleurs votre silhouette ne sera sûrement plus la même, même à votre poids d'avant-grossesse, vos hanches ayant été élargies par la grossesse et l'accouchement.

Si vous envisagez de faire un régime, mieux vaut attendre la fin de l'allaitement. En effet, le processus d'amaigrissement oblige à aller puiser dans les graisses. Or, dans ces graisses, le corps stocke différents additifs alimentaires et pesticides. Patience !

Prenez garde à ne pas grignoter et à ne pas avoir de fringales. Comme évoqué dans le paragraphe sur l'alimentation, avoir une alimentation équilibrée est le plus important pour être en forme.

L'allaitement ne fatigue pas plus que de donner le biberon, ce qui est fatigant, c'est d'être une jeune maman très sollicitée ! Mais pour avoir une production de lait adaptée à la demande de votre bébé, vous devez être en forme et éviter les coups de pompe en vous nourrissant correctement et en vous reposant ! Chose tellement difficile à faire pourtant. Profitez des tétées et de la douce somnolence qu'elles engendrent pour vous détendre et vous reposer. Siestez si vous le pouvez. Écoutez votre rythme et celui du bébé en évitant au maximum les contraintes non nécessaires.

Le plus de la sage-femme

Pour joindre l'utile à l'agréable, profitez-en pour faire une tétée prolongée dans l'après-midi, vous vous sentirez plus en forme, comme après une sieste.

Sport

Envie de bouger ? Très bonne idée ! Avant de reprendre une activité sportive, il est impératif de faire contrôler l'état de votre périnée par votre gynécologue ou votre sage-femme. Une fois effectuée la rééducation, à vous le sport !

L'allaitement ne contre-indique aucun sport ; en revanche, prenez soin de vos seins ! Les sports avec chocs ou rebonds, comme la course à pied ou le volley-ball, peuvent être dévastateurs pour les fibres musculaires de votre poitrine. Investissez dans un soutien-gorge ou une brassière spécial sport à votre taille.

Ne soyez pas inquiète, vous pouvez aller à la piscine, une petite fuite de lait dans l'eau passera inaperçue, mais la situation la rend peu probable de toute façon. Attendez au moins un mois, ou l'arrêt des saignements (*lochies*) après votre accouchement pour vous rendre à la piscine. À la sortie, lavez-vous bien sous la douche pour vous défaire de l'odeur de chlore pour ne pas perturber l'odorat de votre bébé.

Si vous n'êtes pas une sportive dans l'âme, prenez l'air en vous promenant avec votre bébé en poussette ou en écharpe. Pas besoin de biberon, votre sein sera là si besoin !

Hygiène des seins

Vos seins ne nécessitent aucun soin particulier. Les glandes de Montgomery qui entourent le mamelon sécrètent une huile naturelle qui lubrifie la peau et limite la croissance de bactéries pendant l'allaitement.

Lavez vos seins sous la douche comme à votre habitude et si vous constatez que vos mamelons sont un peu secs ou irrités, optez pour une crème lavante sans savon ou un savon surgras.

Après chaque tétée, étalez une goutte de lait de manière à hydrater votre mamelon, cela le nettoie également.

De manière générale, n'appliquez pas de crème sur votre poitrine, qu'elle soit parfumée ou non, et contentez-vous de crème à la lanoline purifiée si nécessaire.

Veillez à changer assez fréquemment vos coussinets d'allaitement pour éviter la macération.

Profitez de votre douche quotidienne pour examiner vos seins et pour les masser. Si vous remarquez une anomalie (crevasse, boule, douleur), consultez les pages 60 à 70 et n'hésitez pas à prendre contact avec un spécialiste de l'allaitement.

Santé

Vous n'êtes plus enceinte, mais vous êtes toujours dans un processus où votre corps nourrit votre bébé. Prévenez chaque professionnel de santé que vous êtes allaitante dès le début des consultations qu'il s'agisse d'un dermatologue ou d'un dentiste. Le praticien pourra chercher un médicament compatible avec l'allaitement si nécessaire. Malheureusement, pour certains médecins, il semble plus simple d'exiger un arrêt total ou temporaire de l'allaitement, ce qui n'est la plupart du temps pas nécessaire du tout. Prenez conseil auprès de l'**ANSM** (Agence nationale de Sécurité du Médicament et des produits de santé, www.ansm.sante.fr) ou du **CRAT** (Centre de référence sur les Agents Tératogènes, www.lecrat.org) ou de la **Leche League** (www.lllfrance.org).

Voir également « Allaitement et traitement médical de la maman » (page 100).

Le plus de la sage-femme

> **Sachez que très peu de situations médicales imposent la suspension ou l'arrêt de l'allaitement, mais, par habitude, excès de prudence ou par méconnaissance, beaucoup d'idées reçues ont la vie dure. Par exemple, en cas d'anesthésie dentaire, on vous dira peut-être de suspendre l'allaitement plusieurs jours. On sait aujourd'hui que ce n'est pas nécessaire. En cas de doute, pensez donc toujours à demander un second avis auprès d'un spécialiste de l'allaitement.**

Si vous avez de la fièvre ou que vous êtes visiblement victime d'un virus (grippe, gastro-entérite, rhume...), continuez à allaiter et ne vous mettez pas en quarantaine de votre bébé. À votre contact, le bébé a pu de toute façon attraper la maladie avant que vous ne la déclariez et les anticorps que vous fabriquez vont passer dans le lait et l'aider à combattre le virus.

Le plus de la sage-femme

> **En revanche, le bon sens nous conseille de penser à se laver souvent les mains pour éviter la propagation, notamment en période de grippe, gastro, etc., ou après avoir pris les transports en commun, en sortant des toilettes, etc.**

Pour les maladies au long cours, il faudra discuter avec les médecins chargés de votre suivi sur la compatibilité de votre maladie, des médicaments nécessaires et de l'allaitement. Voir également « Allaitement et traitement médical de la maman » (page 100).

La petite pharmacie de la maman allaitante

Pour soigner les petits maux du quotidien, gardez sous la main une trousse avec les médicaments que vous pouvez prendre sans crainte pour votre bébé et qui ne risquent pas de perturber votre allaitement.

Les laboratoires font peu/pas de recherche sur la prise médicamenteuse durant l'allaitement. La plupart du temps, il s'agit d'observation sur le long terme de femmes allaitantes.

En cas de fièvre ou de douleur, vous pouvez prendre du paracétamol (Doliprane, Dafalgan...). Attention à ne pas prendre un médicament qui couple deux molécules, paracétamol et codéine par exemple. L'aspirine est tout à fait contre-indiquée.

En cas de douleur très intense, l'ibuprofène (Nurofen, Advil, Nureflex...), un anti-inflammatoire non stéroïdien (AINS), est également compatible avec l'allaitement.

En cas de maux de ventre, comme les tranchées par exemple, un antispasmodique (Spasfon) peut vous soulager.

Respectez toujours les posologies indiquées sur les notices des médicaments.

Voilà de quoi parer au plus pressé en attendant un rendez-vous chez le médecin, mais ne restez pas avec une maladie ou une douleur qui traîne au risque qu'elle s'aggrave et qu'elle nécessite un traitement plus lourd.

Vous pouvez également vous tourner sans inquiétude vers l'homéopathie.

Pour toute autre prise médicamenteuse, demandez un avis médical ou pharmaceutique.

Sexualité et contraception

Dès la sortie de la maternité, on vous parlera de contraception, une chose qui vous paraît peut-être incongrue alors que vous venez tout juste d'accoucher. Certes vous n'avez peut-être pas la tête (et le corps) à faire le « petit frère » mais la reprise de la sexualité, et surtout de la contraception, est un point à envisager, qu'il y ait allaitement ou non.

Sexualité

Après la grossesse, chaque couple retrouve à son rythme son chemin vers la sexualité. La fatigue due à l'accouchement et la douleur postépisiotomie ou césarienne peuvent être des freins à la reprise rapide d'une sexualité. Chaque chose en son temps. L'imprégnation hormonale de prolactine post-partum va significativement faire baisser le désir sexuel de la femme pendant trois mois. Tout comme la fatigue qui n'incite pas à faire des folies de son corps. Partagez-le avec votre partenaire, expliquez-lui que ça ne fait pas partie de vos envies du moment.

La sexualité après accouchement n'est pas la même que celle d'avant. Votre corps a changé, vos sensations aussi, votre regard sur vous-même ou sur votre compagnon a également pu évoluer.

Être parent n'est pas « sexy » pour tout le monde. Prenez le temps d'apprivoiser cette nouvelle sexualité et de retrouver petit à petit des repères.

La rééducation du périnée vous aidera également à retrouver une plus grande tonicité durant les rapports et de meilleures sensations. Vous pouvez commencer cette rééducation six semaines après l'accouchement. En cas d'épisiotomie, le périnée est particulièrement éprouvé et la rééducation améliorera son rétablissement. Vous pouvez également vous masturber pour favoriser la circulation sanguine et ainsi aider la cicatrisation. Cela vous rassurera sur votre capacité à prendre du plaisir malgré tous les changements de votre corps.

Si la pénétration est désagréable, vous pouvez vous tourner vers d'autres moyens de vous satisfaire. En revanche, si la douleur de la pénétration persiste, n'hésitez pas à consulter votre médecin.

Si vous êtes plus sensible au niveau de la poitrine durant l'allaitement ou si vous avez besoin de compartimenter en vous disant : « Durant l'allaitement, mes seins sont pour mon bébé », signalez-le à votre partenaire qui pourra alors chercher d'autres caresses pour vous satisfaire. Faites bien la différence entre plaisir sensuel et sexuel. Si le fait que bébé tète vous procure un plaisir sensuel (des sens), il s'agit d'un plaisir bien différent de celui que va provoquer votre compagnon en caressant vos seins lors des rapports sexuels. Durant le rapport sexuel, il est possible que votre lait coule sous l'effet de l'ocytocine, l'hormone du plaisir, et même qu'il jaillisse en jet lors de l'orgasme. Si cela rebute votre partenaire, expliquez-lui qu'il devrait se sentir valorisé par cette preuve de votre plaisir.

Si la présence du bébé dans la chambre conjugale est un frein à votre sexualité, pourquoi ne pas lui faire commencer sa nuit dans la pièce d'à côté et le rapatrier ensuite dans votre chambre ? Faites également preuve d'inventivité, certes un lit dans une chambre est un lieu agréable et confortable pour faire l'amour, mais votre maison possède différentes pièces et différents lieux à explorer pendant que bébé dort.

Que faire si votre compagnon se montre insistant ? Vous pouvez lui expliquer votre situation, votre manque d'envie qui s'explique de façon hormonale, le rassurer sur votre amour pour lui. Vous pouvez aussi essayer de répondre à sa demande en lui disant que cela vous fait un peu peur. Mais qui sait, un rapport réussi pourra vous donner envie de remettre le couvert. L'essentiel est de pouvoir échanger et partager avec votre compagnon pour que l'un et l'autre trouvent ses repères dans cette sexualité un peu modifiée non seulement par la grossesse, mais également par l'allaitement.

Contraception

Le retour de couches est le retour des règles (saignement) après un accouchement. Attention, il ne s'agit pas des lochies qui sont les pertes de sang et de caillots qui ont lieu juste après la naissance. Ces règles de retour de couches peuvent être plus abondantes et plus longues que vos règles d'avant la grossesse.

Une femme qui n'allaite pas peut avoir son retour de couches six à huit semaines après la naissance du bébé. Dans le cas de l'allaitement, le retour de couches est différé en raison des hormones de l'allaitement (prolactine) qui bloquent le travail des hormones chargées de l'ovulation (progestérone, œstrogène et FSH).

Cependant, 1 femme sur 10 va ovuler avant d'avoir son retour de couches, il est donc impératif de vous occuper de votre contraception si vous ne voulez pas avoir ce que l'on appelle des *Irish twins* – jumeaux irlandais ou bébés qui ont un an d'écart (ou moins).

Contrairement à ce que l'on entend parfois, l'allaitement n'est pas contraceptif, ou si, sous certaines conditions. C'est ce que l'on appelle la méthode MAMA, Méthode de l'allaitement maternel et de l'aménorrhée. Pour que cette méthode contraceptive fonctionne, il faut cumuler ces quatre critères :

- Ne pas avoir eu de retour de couches (premier retour des règles après l'accouchement).
- Allaiter exclusivement à la demande sans JAMAIS laisser s'écouler plus de six heures entre deux tétées la nuit et quatre heures le jour.
- Ne remplacer une tétée par un biberon que de manière exceptionnelle.
- Avoir accouché il y a moins de six mois.

Dès lors qu'un de ces quatre points n'est pas scrupuleusement respecté, une contraception supplémentaire est nécessaire.

Vous pouvez alors vous tourner vers :

- Le préservatif qui vous évite une contraception hormonale et permet une contraception « à la demande ».
- La pilule contraceptive microdosée qui doit être prise à heure fixe, au risque de ne plus être efficace. À commencer quatre à six semaines après la naissance ou sept jours avant la reprise des rapports sexuels (délai minimum pour que cette micropilule soit efficace), le temps que l'allaitement soit bien lancé. Pensez à programmer votre réveil ou votre téléphone pour sonner l'heure de la prise. On peut commencer la micropilule dès le 21e jour après l'accouchement. En revanche, sachez qu'elle diminue légèrement la lactation.
- Le stérilet aux hormones (durée d'action : 5 ans) ou au cuivre (durée : 4 à 10 ans) qui peut être posé un mois après l'accouchement.
- L'implant contraceptif (durée : trois ans).
- Les gels spermicides, dont il faut vérifier la compatibilité avec l'allaitement.

L'implant et les stérilets ont l'avantage qu'on n'a plus à penser à sa contraception une fois posée.

Les dispositifs impliquant des hormones peuvent éventuellement entraîner une baisse de la lactation ou de la libido. Écoutez votre corps et cherchez la contraception qui vous conviendra le mieux.

Beauté

Là encore, rien n'est incompatible entre beauté et allaitement, même si quelques ajustements sont nécessaires.

Les on-dit laissent entendre qu'il est déconseillé de faire une coloration, une permanente ou une décoloration lorsque l'on allaite. Il n'en est rien, vous pouvez faire ce que vous voulez à vos cheveux.

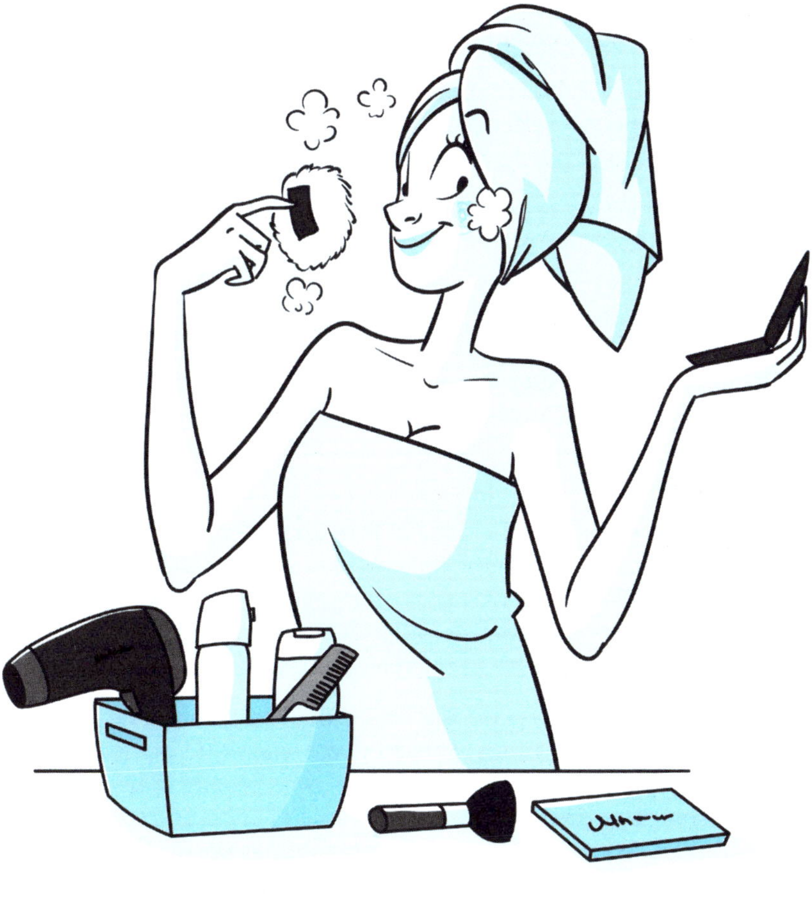

Idem pour l'épilation, mais vous serez peut-être plus sensible à la douleur pendant un certain temps en raison de l'imprégnation hormonale si vous vous épilez à la cire.

En ce qui concerne les massages et autres soins aux huiles, faites-vous plaisir tout en évitant les massages aux huiles essentielles qui peuvent s'accumuler dans le lait.

Pour le parfum, évitez d'en porter lors de vos débuts de maman allaitante. Il peut en effet perturber votre bébé qui ne retrouvera pas l'odeur si spéciale de votre lait.

Si vous crémez votre corps, choisissez une crème pas trop odorante et évitez votre poitrine pour que votre enfant n'en ingère pas à la tétée suivante.

De manière générale, utilisez des produits sans parfum.

On sait désormais que les sels d'aluminium contenus dans les déodorants sont mauvais pour la santé. Le temps de l'allaitement, vous pouvez vous tourner vers les déodorants bio ou la pierre d'alun.

Comme nous l'expliquons dans la liste du matériel (pages 92-93), les vêtements d'allaitement ne sont pas une nécessité absolue. Cependant, ils apportent un confort et un côté pratique non négligeable et si vous comptez allaiter longtemps ou allaiter plusieurs enfants, ils peuvent se révéler de très bons alliés.

Le soutien-gorge d'allaitement reste un incontournable. Vous pouvez certes utiliser un soutien-gorge classique et ne sortir que votre sein du bonnet quand vous avez besoin, mais la bretelle risque alors de tirer sur votre épaule et créer une sensation d'inconfort. Vous risquez également d'abîmer votre lingerie en détendant la bretelle et le bonnet. Il existe plusieurs systèmes de soutien-gorge d'allaitement qui vous permettent de sortir votre sein d'une seule main pendant que vous tenez le bébé de l'autre.

Vous pouvez allaiter sans aucun souci sans vêtements d'allaitement. Vous avez déjà dans votre garde-robe de quoi allaiter sans problème, il suffit d'avoir un peu d'ingéniosité et d'imagination.

Vous allez vite découvrir qu'une chemise ou un corsage qui s'ouvre sur le devant n'est pas pratique car ça découvre entièrement votre poitrine et ne vous permet pas d'allaiter discrètement. Pour allaiter facilement et en toute intimité, superposez les hauts ! Un débardeur sur lequel vous ajoutez un tee-shirt ou un pull et le tour est joué. Au moment d'allaiter, remontez le top du dessus au-dessus du sein, et passez le débardeur sous le sein. Votre bébé a ainsi accès au sein sans que la peau de votre ventre ou de votre sein soit à l'air.

Vous pouvez également avoir toujours près de vous un lange ou une couverture légère à jeter sur l'épaule pour cacher le morceau de peau que vous n'avez pas envie de montrer.

L'allaitement vous offre une poitrine ronde et ferme, vous pouvez en faire un de vos atouts beauté en portant de jolis décolletés en V par exemple.

En ce qui concerne les vêtements d'allaitement, ils ont donc des avantages pratiques non négligeables et les marques proposent désormais des choses vraiment jolies et à la mode. Vous trouverez peut-être cela agréable de porter de jolis hauts tout en laissant un accès facile au sein pour votre bébé.

Témoignages

Jenny, 29 ans – *Maman d'une fille de 2 ans*

Après l'accouchement, j'ai découvert un corps tout nouveau que je ne connaissais pas. Un ventre mou, des vergetures un peu partout, des seins qui ne rentraient plus dans aucun vêtement à cause de l'allaitement. J'étais une maman superépanouie avec une petite fille en pleine forme, mais j'étais comme coupée de mon propre corps que je ne reconnaissais pas. Je le cachais sous des habits larges et je portais mon bébé en écharpe pour cacher au maximum ma silhouette.

Mais les changements n'ont pas été qu'extérieurs. Quand nous avons repris une sexualité avec mon mari trois semaines après la naissance de la petite, je me suis rendu compte que l'intérieur également avait changé... Je n'avais plus du tout les mêmes sensations durant la pénétration, comme si l'angle de mon vagin avait été modifié.

J'en ai parlé à mon compagnon tout de suite car nous avons toujours parlé très librement du sujet. On a pris le temps ensemble de trouver de nouvelles positions où je me sentais bien, on a ri beaucoup. Mon compagnon, lui, me rassurait sur mon physique en me disant que mon corps était beau et qu'il lui plaisait toujours autant. Il aimait particulièrement ma grosse poitrine due à l'allaitement. Alors qu'elle m'embarrassait plus qu'autre chose au quotidien, elle a été un facteur positif pour notre vie de couple. Il y avait le lait aussi qui coulait parfois de mes seins et ça me gênait un peu avant de comprendre que lui, ça ne lui posait aucun souci. Comprendre que le corps que j'essayais d'oublier l'excitait autant a été valorisant. Ça m'a permis de me voir d'un autre œil et de me juger moins sévèrement.

Deux ans après la naissance, j'ai perdu du poids et des seins en arrêtant d'allaiter, mais je n'ai pas retrouvé le corps d'avant la grossesse et je n'éprouve plus le dégoût du post-partum.

Édouard, 28 ans – *Papa d'une fille de 2 ans, compagnon de Jenny*

Être présent à l'accouchement était une évidence pour moi, simplement, je n'avais pas envie de tout voir. Je suis resté du côté de Jenny pour l'encourager et la soutenir autant que je le pouvais. Après la naissance, nous étions fatigués tous les deux, on avait juste envie de se reposer. Je ne voulais pas la brusquer pour la reprise de nos relations sexuelles, je lui ai proposé avec gourmandise un soir et elle a accepté. C'était comme si c'était une nouvelle première fois avec elle car les repères n'étaient plus les mêmes. On a pris notre temps et on en a plaisanté. De mon côté, j'avais peur de lui faire mal mais je voulais surtout qu'elle sache que mon désir pour elle était intact, quel que soit son poids ou la taille de ses seins.

Ce sont des moments comme ça dans la vie d'un couple qui font que l'on continue à se construire ensemble. Ça n'est pas forcément évident au moment où on le vit, mais ça cimente le couple, j'en suis persuadé.

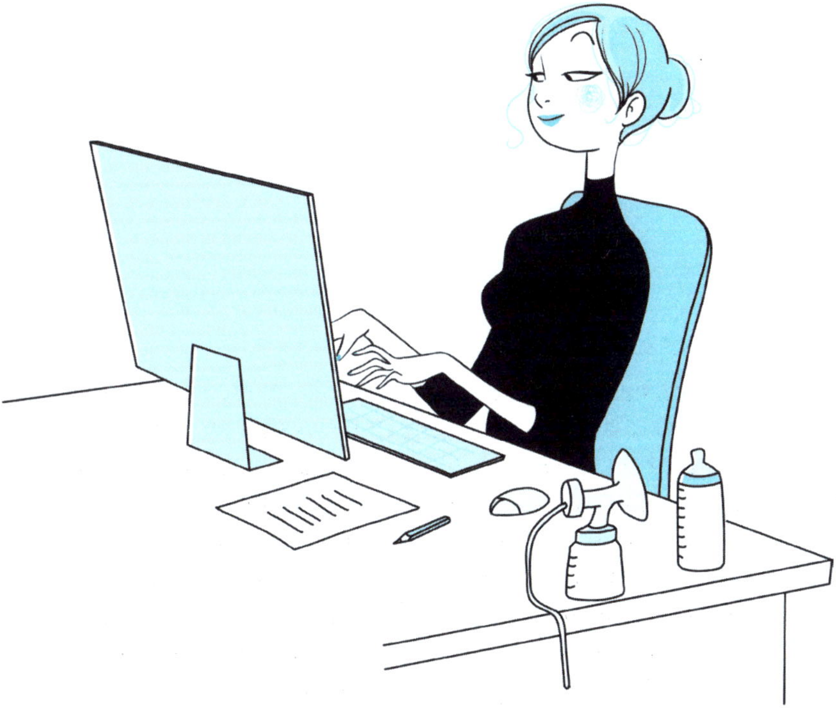

Acte 8

Allaiter et travailler

La fin du congé maternité, c'est bien souvent ce qui décourage certaines femmes : « Je ne vais pas commencer à allaiter, je reprends le travail dans deux mois et demi, ça va me créer trop de complications pour si peu de temps et si peu de bénéfices. » Oui, on associe souvent la reprise du travail avec l'arrêt de l'allaitement, mais l'un n'induit pas l'autre de fait. Si vous souhaitez tout de même sevrer votre bébé avant la reprise de votre activité, rendez-vous page 216 pour le chapitre sur le sevrage.

Se préparer en amont

Travail ne rime plus forcément avec sevrage comme il y a quelques années. Si vous voulez continuer à allaiter, c'est une chose tout à fait possible même si elle nécessite un peu d'organisation et de motivation. Cela devient un acte de plus en plus courant et de mieux en mieux accepté dans le monde du travail.

Évidemment, chaque femme se verra confrontée à des difficultés différentes suivant son histoire avec l'allaitement, suivant son corps, suivant son employeur, suivant la nature et le lieu de son travail et suivant encore bien d'autres paramètres.

Continuer à allaiter en travaillant peut sembler un peu acrobatique et contraignant. Pourtant, malgré les difficultés, cela apporte beaucoup de satisfaction.

Continuer à allaiter en reprenant la vie active vous permet de conserver ces moments si intimes, doux et précieux que vous partagez avec votre bébé lors des tétées. Cela entretient le lien fort qui vous unit et vous donne le sentiment de continuer à materner au mieux. Le plaisir intense de la tétée des retrouvailles en fin de journée est une belle manière de se montrer réciproquement que l'on est heureux de se retrouver. Sentir la chaleur de votre sein tiède sur sa joue et le lait chaud qui coule dans sa gorge apporte un fort sentiment de confiance et de réconfort à votre bébé.

En continuant à allaiter vous faites bénéficier votre enfant de tout ce que votre lait a de bon pour fortifier sa santé et pour affronter les maladies. La vie en collectivité avec d'autres enfants apporte son lot de maladies infantiles et de virus, vos anticorps contenus dans le lait l'aideront à mieux les affronter.

Comment retarder sa reprise du travail ?

Vous aurez peut-être envie de reprendre le travail le plus tard possible pour prendre le temps d'être aux côtés de votre bébé et pour continuer le plus facilement possible à le nourrir avec votre lait. Cela peut aisément se comprendre. Vous pouvez mettre en place différentes choses pour décaler dans le temps votre reprise au maximum.

Si votre grossesse se déroule au mieux et que votre médecin n'y voit pas d'inconvénient, vous pouvez travailler plus longtemps avant l'accouchement et décaler ainsi les jours non pris pour rallonger la période postnatale. Pour un premier bébé, la loi prévoit 16 semaines de congé, soit 6 semaines avant et 10 semaines après, mais vous pouvez alors le transformer en trois semaines avant et 13 semaines après.

La loi ne prévoit pas de congé supplémentaire pour allaitement. En cas de grosse fatigue postnatale ou de carence importante en fer par exemple, votre médecin pourra tout de même vous donner un arrêt maladie d'une ou plusieurs semaines s'il le juge nécessaire.

Vous pouvez coller vos congés payés ou autres RTT et heures supplémentaires à récupérer à votre congé maternité, ce qui vous permet de bénéficier d'une période plus longue sans séparation avec votre bébé. Prenez rendez-vous avec la personne chargée des ressources humaines avant votre départ en congé maternité afin de voir avec elle de quelle manière vous pouvez organiser cela au mieux.

Il reste également la possibilité de prendre un congé parental qui vous permet de bénéficier d'une aide financière si vous avez un an d'ancienneté dans votre entreprise à la naissance de votre enfant. Vous pouvez bénéficier d'un congé parental de six mois pour un premier bébé et allant jusqu'à trois ans (avec différentes modalités et durées) à partir du deuxième enfant. Durant ce congé, votre contrat de travail est suspendu, ce qui vous permet de retrouver votre poste à votre retour. Pour plus d'informations, contactez votre caisse d'allocations familiales.

Le droit du travail

La loi prévoit que vous pouvez allaiter votre bébé durant les heures de travail jusqu'à 1 an de votre enfant. Vous bénéficiez d'une heure de réduction du temps de travail par jour répartie en 30 minutes le matin, 30 minutes l'après-midi. Ces périodes sont réduites à 20 minutes si votre employeur met à votre disposition une salle dédiée à l'allaitement (obligation des entreprises de plus de 100 salariés).

Les temps de pause ne sont pas rémunérés (sauf dispositions conventionnelles contraires).

Avec votre employeur, vous déterminez les périodes où votre travail s'arrête pour allaiter.

Pour en savoir plus, consultez le site officiel de l'administration française : www.vosdroits.service-public.fr, rubrique « Particuliers ».

Malheureusement, il existe certains métiers où ces dispositions légales sont difficilement mises en place.

À noter que certaines conventions collectives prévoient des dispositions plus avantageuses, notamment en termes de rémunération. Renseignez-vous pour savoir de quelle convention vous dépendez éventuellement.

Le plus de la sage-femme

À moins que votre bébé ne soit gardé dans la crèche de l'entreprise, en 30 minutes, on a rarement le temps de faire l'aller et retour jusqu'au lieu de garde de son enfant et en plus de lui donner une tétée. En revanche, cette demi-heure peut être utilisée pour se reposer (salle de repos, infirmerie, etc.) et/ou tirer son lait (pour stimuler sa lactation).

Quel type d'allaitement ?

Si vous souhaitez continuer à allaiter votre bébé, deux possibilités s'offrent à vous : l'allaitement exclusif ou l'allaitement mixte.

Vous pouvez donner exclusivement du lait maternel en allaitant votre enfant quand vous êtes avec lui et en lui faisant donner le lait que vous aurez tiré et stocké à l'avance ou que vous tirerez au fur et à mesure chaque jour au travail.

Il est également tout à fait possible d'allaiter votre bébé quand il est près de vous et de lui faire donner des biberons de lait artificiel quand il est gardé, ce qui vous évite d'avoir à tirer votre lait sur votre lieu de travail. Dans ce cas, la lactation sera peut-être plus difficile à conserver sur le long terme.

Le plus de la sage-femme

Dans ce dernier cas, vous ne pouvez sans doute donner qu'une ou deux tétées par jour. Donc soit la lactation se maintiendra encore quelques semaines, soit vous sentirez qu'elle baisse en quelques jours et que vous n'avez plus beaucoup de lait pour la tétée du soir. Peu importe. Vous pouvez décider de poursuivre ce moment de retrouvailles avec votre bébé aussi longtemps que vous le souhaitez, si ça vous fait du bien à vous et à votre enfant. En revanche, il faudra prévoir un biberon de complément avec du lait en poudre pour compléter sa ration du soir.

Dans les deux cas, profitez du matin et des retrouvailles du soir pour mettre votre bébé au sein au maximum. *Idem* pour les week-ends, mettez votre enfant au sein dès qu'il réclame à manger. Cela permettra à votre lactation d'être stimulée. En cas d'allaitement mixte, commencez par proposer un sein puis l'autre et complétez avec un biberon si votre enfant ne semble pas rassasié.

Dans les deux cas également, veillez à ne pas oublier de prendre des coussinets d'allaitement, un top de rechange et votre tire-lait. Une fuite de lait au travail ou un engorgement sont des incidents de parcours classiques rencontrés par la maman active allaitante, alors mieux vaut prévenir !

Comment faire en pratique ?

Vous ne risquez rien à tenter l'aventure pour quelques semaines afin de voir si vous trouvez une organisation et si cela vous convient à vous et à votre bébé.

Donner le sein au travail

Si la personne qui garde votre enfant peut l'accompagner jusqu'à vous sur votre lieu de travail, vous pouvez alors nourrir votre enfant directement au sein. Cela vous permet de maintenir une stimulation maximale par rapport au tire-lait et cela vous offre aussi un contact-câlin avec votre bébé qui peut vous faire du bien au milieu d'une longue journée de travail. Attention tout de même au coup de blues posttétée et à ce que les séparations répétées ne soient pas vécues de manière déchirante par votre enfant.

Si votre bébé est gardé par une crèche d'entreprise sur votre lieu de travail, vous pourrez également allaiter votre bébé directement et profiter d'un moment de tendresse. À condition que la structure qui garde votre bébé accepte, renseignez-vous à l'avance.

Tirer son lait au travail

La première question qui se pose bien souvent est : où ? Oui, où diable est-il possible de tirer son lait au bureau ? Si vous êtes dans une société de plus de 100 salariés, vous offrir un local d'allaitement dans de bonnes conditions de chauffage et d'entretien avec un point d'eau est une obligation de votre employeur. Sinon, s'il y a une infirmerie, cela peut être le lieu idéal pour tirer votre lait en toute tranquillité.

Cependant, cela n'est pas toujours le cas et si vous travaillez dans une plus petite structure, il faudra ruser. L'idéal est d'avoir un bureau individuel avec une porte qui ferme à clé. Si vous partagez votre espace de travail avec d'autres personnes, demandez-leur si cela les dérange que vous vous isoliez dans la pièce durant leur pause déjeuner pour tirer votre lait. Cela vous offrira un moment dans votre journée pour tirer tranquille. Il faudra ensuite décaler votre propre pause déjeuner et trouver un autre espace si vous devez tirer deux fois par jour.

Une autre solution est de tirer son lait aux toilettes. Cette solution n'est vraiment pas idéale car vous risquez d'être dérangée. De plus, les conditions d'hygiène pour tirer son lait sont difficilement correctes. Lavez-vous les mains avant d'entrer dans les toilettes si elles ne sont pas équipées de lavabos puis passez-les à la solution hydroalcoolique avant de sortir votre matériel et de tirer.

Procédez ensuite au tirage de votre lait comme expliqué en page 90.

Un tire-lait double pompage électrique sera plus rapide qu'un tire-lait manuel, mais également plus bruyant. À vous de voir si l'endroit où vous vous installez est bien insonorisé et si cela vous pose un problème.

Le plus de la sage-femme

Il existe maintenant à la location des tire-lait électriques plus compacts, comme le modèle Calypso de Ardo (500 g), et surtout plus légers que les tire-lait traditionnels (plusieurs kilos).
En effet, les tire-lait électriques suffisamment performants et disponibles à la vente, comme le modèle Swing de Médéla, sont encore un peu chers (environ 150 €).

www.grandir-nature.com

Pour le stockage du lait, demandez l'autorisation de conserver le lait dans un réfrigérateur disponible sur votre lieu de travail et investissez dans une petite glacière avec des pains de glace.

En ce qui concerne le transport du lait, pour ne pas rompre la chaîne du froid, le mieux est d'investir dans une valisette de transport ou une glacière isotherme agrémentée d'un pain de congélation.

Si votre travail nécessite des déplacements fréquents, à vous de voir si votre rythme est compatible avec le prolongement de l'allaitement sur le long terme. Si vous en avez très envie, nul doute que vous réussirez. Vous pouvez également consulter la page 157, « S'absenter quelques jours et continuer à allaiter ».

Quelle quantité donner pour un repas ?

Avant 6 mois, un bébé consomme environ 800 ml de lait par jour. Au sein, impossible de savoir combien il prend pendant un repas.

Ensuite, jusqu'à 1 an, on considère qu'un enfant qui boit 500 ml de lait par jour reçoit les apports nécessaires à sa croissance.

À vous de faire les calculs en divisant la quantité par le nombre de repas par jour et d'adapter également en fonction des retours de la personne qui garde votre enfant.

Il arrive que les personnes qui gardent votre enfant soient anxieuses par peur de manquer de lait. Si possible, laissez-leur toujours un biberon supplémentaire au congélateur pour qu'elle ne se retrouve pas dépourvue en cas de biberon renversé ou de grosse faim ! Si ce n'est pas possible car il n'y a pas de congélateur, apportez une boîte de lait en poudre. Cela pourra rassurer la personne, comme le ferait un filet de sécurité. Si l'alimentation de votre enfant est déjà diversifiée, un autre aliment (petit-suisse ou même compote) pourra faire office de repas de remplacement si besoin.

Le plus de la sage-femme

Avant 6 mois, pour avoir une idée approximative de la quantité à prévoir par biberon, vous pouvez sortir vos calculettes : il suffit de diviser le poids de votre enfant (en grammes) par 10, puis ajouter 250. C'est la règle d'Appert.
Par exemple pour un enfant de 6 kg, c'est-à-dire 6 000 grammes : (6 000 / 10) + 250 = 850 ml de lait, en tout, par jour.

Il ne reste plus qu'à diviser en 5 ou 6 repas (sein ou biberon) pour avoir une idée de la quantité à prévoir par biberon : 5 x 170 ml ou 6 x 140 ml par exemple.

Ne jamais perdre de vue que, selon les bébés, les appétits pourront être plus grands ou plus petits. Donc prévoir large et rester adaptable.

S'organiser selon le mode de garde

Un bébé allaité en crèche

Aucun souci si vous allaitez en mixte. Les biberons de lait artificiel seront donnés quand votre enfant sera à la crèche. En ce qui concerne la tétée de retrouvailles du soir, demandez à la direction l'autorisation de donner le sein sur place avant de le faire de manière spontanée car cela pourrait vous valoir des remarques.

Cela peut se corser si vous allaitez exclusivement. Les crèches n'ont pas d'obligation légale d'accepter votre lait, mais certaines localités ont pris des dispositions pour que les biberons de lait maternel soient acceptés.

Une fois l'inscription de votre enfant en crèche validée, prenez rendez-vous avec la direction pour parler de votre désir de confier votre lait maternel. Cette demande sera peut-être acceptée en toute simplicité ou avec réticence. Vous pourrez alors rassurer la direction en expliquant les grandes règles d'hygiène et de conservation du lait. Si votre demande essuie un refus catégorique, à vous d'essayer avec la plus grande diplomatie de faire changer les choses.

Dans la pratique, il vous suffira d'apporter les biberons de votre lait dans un sac ou une glacière isotherme chaque matin. Ils seront mis au réfrigérateur et donnés à votre enfant au cours de la journée. Étiquetez soigneusement vos biberons avec le nom, le prénom et le jour où le lait a été tiré pour que tout soit clair et facile à interpréter.

Un bébé allaité chez l'assistant(e) maternel(le)

Tout passe également par le dialogue. Demandez dès l'entretien à l'assistant(e) maternel(le) si il/elle voit une objection à donner votre lait maternel à votre bébé. Expliquez-lui vos raisons si vous en avez envie et exposez-lui comment cela se passe concrètement. Même s'il est compliqué de trouver un(e) assistant(e) maternel(le) en totale adéquation avec votre mode d'éducation, qu'il/elle se montre ouvert(e) à cette pratique signifie que vous partagez des valeurs communes ou, en tout cas, qu'il/elle a une ouverture d'esprit capable de comprendre votre choix. Et cela sera un allié encore plus précieux au quotidien.

Dans la pratique, il vous suffira d'apporter les biberons de votre lait dans un sac ou une glacière isotherme chaque matin. L'assistant(e) maternel(le) les laissera au réfrigérateur et les donnera à votre enfant au cours de la journée. Étiquetez soigneusement vos biberons avec le nom, le prénom et le jour où le lait a été tiré pour que tout soit clair et facile à interpréter.

Nous vous conseillons également la lecture du livre très complet *Allaiter et reprendre le travail* de Véronique Darmangeat paru chez Chronique Sociale (2012).

Comme à chaque fois que l'allaitement vous pose question ou problème, tournez-vous vers une conseillère en lactation qui pourra vous aider à trouver des solutions.

Témoignages

Marine, 26 ans – *Maman d'un garçon de 22 mois*

Mon allaitement a été d'une simplicité enfantine. J'ai été super bien briefée avant la naissance durant les cours de préparation à l'accouchement, j'ai également lu des livres et ça m'a permis d'avoir une confiance totale en moi et en mon bébé. Je pensais lancer le sevrage avant ma reprise du boulot, mais, finalement, j'ai eu envie de garder ce lien. J'ai fait du stock avant de reprendre et je suis partie travailler le congélateur plein pour donner à la crèche du lait maternel pour mon bébé ! J'ai tiré les premiers mois deux fois par jour dans les toilettes de mon entreprise et je faisais mon trajet en transport en commun avec ma petite glacière pleine de mon lait. J'avais l'impression de transporter un trésor.

Au boulot, mes collègues ont été très compréhensifs. Nous sommes une petite équipe, et le sujet n'était pas tabou. Mes bouteilles de lait côtoyaient les salades du midi dans le réfrigérateur de la cuisine commune, nous en plaisantions souvent. Je ne l'ai pas vu comme une agression mais plutôt comme une approbation de mon geste.

Mon fils a 22 mois et je l'allaite toujours matin et soir. Le week-end et pendant les vacances, je lui donne plusieurs fois dans la journée, ça permet de maintenir ma lactation. Je suis partie en week-end avec mes copines quand il avait 19 mois, je n'avais pas envie de tirer, je me suis dit que j'allais faire confiance à mon corps et, effectivement, à peine mon fils a tété que la lactation est repartie !

Laura, 29 ans – *Maman d'un garçon de 1 an*

Mon allaitement a été un peu compliqué à se lancer parce que mon bébé dormait beaucoup et tétait peu. J'ai été bien conseillée par la sage-femme libérale qui me suivait et j'ai vite trouvé un rythme et un équilibre même si je me réveillais souvent la nuit inondée de lait !

Je devais reprendre le travail aux 10 semaines de mon fils, mais j'étais trop fatiguée pour reprendre, j'ai donc recommencé seulement un mois plus tard. Pendant ce mois supplémentaire, j'ai introduit des biberons petit à petit pour ne finir que par garder une tété le soir car il dormait à l'heure où je devais partir au travail.

Deux semaines après la reprise, j'ai senti que j'avais de moins en moins de lait et que l'allaitement allait s'achever. J'ai eu envie de prolonger un peu, donc j'ai donné le sein systématiquement pendant un week-end avant de lui donner le biberon.
Mon corps a été coopératif et la lactation est repartie facilement, une chance !
Je l'ai allaité ainsi le soir et les week-ends jusqu'à la diversification alimentaire.

Pour mon prochain bébé, pas encore en route mais prévu les prochaines années, je pense faire la même chose.

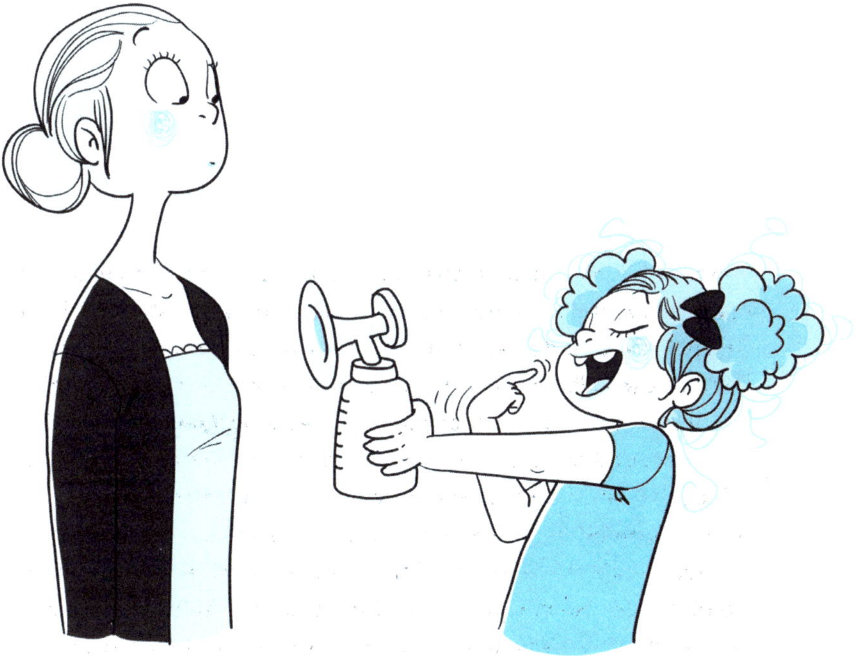

Acte 9

L'allaitement long

Allaiter, oui ! mais jusqu'à quand ? La jeune maman que vous êtes débute souvent son allaitement sans se poser la question ou bien en se fixant une durée minimum. Vous vous dites : « Ça serait bien que je l'allaite au moins trois mois », par exemple. Au fil de l'allaitement, vous comprenez que cette durée prévisionnelle ne correspond pas à votre envie et à votre ressenti du moment. Peut-être avez-vous envie de sevrer ou peut-être ne voyez-vous pas de bonne raison d'induire un sevrage et l'allaitement se poursuit alors. Cette décision est personnelle et ne doit être remise en cause par personne. Elle vous appartient et n'a pas besoin d'être sujette à discussion. La seule personne avec qui vous devez en discuter, c'est le papa du bébé.

Une pratique de plus en plus courante

L'allaitement long, qui était encore marginal il y a une quinzaine d'années, devient de plus en plus courant. Il est pourtant très mal accepté par notre société ambivalente au sujet de l'allaitement et qui estime que « six mois c'est bon pour le bébé mais ensuite, c'est juste pour faire plaisir à la maman ». Rappelons que l'OMS préconise un allaitement maternel exclusif de six mois puis un allaitement complété par une diversification jusqu'à l'âge de 2 ans. La Société française de pédiatrie (www.sfpediatrie.com) recommande l'allaitement au sein jusqu'à l'âge de 1 an. Il est donc tout à faire naturel d'allaiter un bébé de plus de six mois quels que soient les avis négatifs sur le sujet, particulièrement quand vous allaitez un enfant qui marche et qui vient réclamer le sein en public.

Qu'est-ce que l'allaitement long ?

On parle d'allaitement long quand il se poursuit après les 6 mois et la diversification de l'alimentation de l'enfant. On constate en discutant avec les mamans qui ont allaité longtemps que bien souvent elles n'ont pas décidé de le faire. Leur allaitement se passant bien, elles ont continué naturellement sans se poser de questions et sans trouver de bonnes raisons d'arrêter.

L'allaitement long permet de renforcer les bienfaits de l'allaitement que l'on a déjà évoqués concernant la santé mais aussi le développement intellectuel.

L'allaitement long offre également des avantages santé à la maman qui est mieux protégée contre certaines maladies comme le cancer du sein.

Il permet à la maman et au bébé de conserver un lien particulier et de partager un moment câlin lors des tétées.

Quand vient le moment de la reprise du travail, les retrouvailles du soir ou le câlin du matin autour d'une tétée permettent au couple maman-bébé de continuer à évoluer dans une bulle fusionnelle. Le maintien de ce lien est rassurant pour les deux parties. La maman se sent moins coupable de laisser son enfant en garde pour aller travailler puisqu'elle réussit à préserver ce lien fort qu'induit l'allaitement. Le bébé, quant à lui, trouve un grand réconfort lors des tétées et une grande réassurance malgré la séparation. Il se soûle de lait et de l'odeur de sa maman jusqu'à ce que le réservoir de son besoin affectif soit rempli.

Sur le long terme, l'allaitement long permet également une économie financière non négligeable : pas besoin d'acheter de bouteilles d'eau minérale, de lait en poudre, de biberons, de tétine, de goupillon, de liquide vaisselle, de chauffe-biberon...

C'est également un geste zéro déchet par excellence puisque toutes les choses citées avant n'auront pas besoin d'être fabriquées et acheminées en magasin et qu'elles ne finiront pas dans une poubelle.

La tétée peut aussi être mise à disposition de l'enfant pour calmer un chagrin ou soigner un bobo. C'est alors un « outil » à utiliser, un peu comme le bisou magique qui va tout soigner.

Une maman a publié une très jolie vidéo où elle explique pourquoi et comment elle allaite sa fille de 1 an.
Cherchez sur Youtube : « J'allaite encore » d'Ariane de Rafael.

L'allaitement long au quotidien

Évidemment, il est plus aisé d'allaiter longtemps quand on ne travaille pas et qu'on reste près de son bébé. Être avec lui toute la journée, c'est avoir la possibilité de lui donner le sein dès que le besoin se fait sentir. Pourtant, avec un peu d'organisation, l'allaitement long est tout à fait compatible avec la reprise d'un travail à plein temps (voir le chapitre Comment faire en pratique ?, page 193) et il permet à la maman de mieux vivre la séparation d'avec son bébé si elle se révèle compliquée pour elle.

Au quotidien, vous pouvez mettre en place l'allaitement long comme vous avez envie de pratiquer. Tout est possible en matière de limites et d'organisation, à vous de trouver ce qui convient le mieux.

Classiquement, les mamans qui allaitent longtemps font ainsi : le bébé boit le lait maternel en fin de repas, les mamans proposent le sein quand il a une petite soif ou quand il a un chagrin. C'est aussi un très bon moyen de l'aider à s'endormir, de le rassurer quand il est angoissé et de lui faire absorber quelque chose quand il a faim.

À partir d'un certain âge, le bébé devenu assez grand va demander seul le sein et viendra parfois réclamer son dû en vous disant un petit mot ou en soulevant votre tee-shirt pour se servir tout seul. À vous de voir si cette mise à disposition de votre corps, ce côté self-service vous convient ou non. À vous d'établir les limites en expliquant à votre enfant ce que vous acceptez ou non et dans quel cadre.

Libre à vous de sevrer votre enfant si l'allaitement ne vous convient plus quelle que soit votre raison ou d'allaiter votre enfant jusqu'au sevrage naturel. Le sevrage naturel intervient selon les enfants entre l'âge de 2 ans et l'âge de 6 ans. Si votre enfant se détourne du sein avant 2 ans, il y a une raison à ce désintérêt et cela n'est pas un sevrage naturel. À vous de voir si dans ce cas, vous souhaitez continuer à allaiter (voir Grève de la tétée, page 57) ou si la situation vous convient.

Chacun son rythme

Plus l'enfant va grandir, plus le nombre de tétées sera réduit. Un bébé de 12 mois viendra réclamer plusieurs fois dans la journée, un enfant de 2-3 ans s'accommodera d'une ou deux tétées quotidiennes et un plus grand pourra ne réclamer qu'une seule fois dans la journée.

Le coallaitement

Le coallaitement consiste à allaiter vos deux enfants ou plus en même temps.

En effet, si vous ne voulez pas sevrer l'enfant le plus grand quand son petit frère ou sa petite sœur arrive, il s'agit alors de faire cohabiter deux allaitements et c'est tout à fait possible.

Votre corps est complètement apte à produire du lait pour nourrir vos deux enfants et à s'adapter à la demande. Le lait s'adaptera pour le plus petit des deux, favorisant ainsi sa croissance.

Intéressant, le coallaitement permet de ne pas avoir d'engorgement durant la montée de lait, le plus grand pouvant téter pour vous soulager.

Dans un coallaitement, la priorité est donnée à l'enfant le plus jeune dont c'est la seule nourriture. C'est-à-dire que c'est à lui qu'il faut proposer le sein le plus plein et que le plus grand prend alors l'autre sein ou attend que le plus petit finisse de manger pour téter à son tour. Il est en effet possible de nourrir les deux enfants en même temps ou chacun son tour.

Certaines mamans souhaitent coallaiter, mais les changements de goût du lait et la baisse de lactation qui peuvent intervenir durant la grossesse conduisent l'enfant déjà là à se détourner du sein. Si tel n'est pas le cas tant mieux. À savoir qu'un enfant qui se sera détourné du sein peut en revanche réclamer à tester de nouveau en voyant son petit frère ou sa petite sœur téter.

Le coallaitement pose souvent problème à l'entourage qui trouve cela contre nature, ne soyez pas étonnée des réflexions que vous pourriez entendre. Peut-être que, vous-même, il y a quelques années, vous auriez trouvé cette idée déconcertante avant de la mettre en application.

Il est possible de mal vivre ce coallaitement et d'avoir éventuellement un agacement envers l'enfant le plus âgé parce que vous pouvez vous sentir trop sollicitée. Dans ce cas, expliquez tranquillement à l'enfant plus grand que vous avez été très heureuse de l'allaiter aussi longtemps mais que, pour le moment, vous avez du mal à répondre à toutes les demandes par manque de temps ou d'énergie et que vous aimeriez qu'il arrête de vous solliciter. Ou bien proposez-lui un créneau dans la journée : le soir pour s'endormir par exemple ou le matin en guise de câlin de bonjour mais plus en *open bar*.

Assumer son choix

Comment gérer le regard extérieur ?

Face à un allaitement qui se prolonge, encore plus quand une maman allaite un enfant qui a des dents, qui marche ou qui parle, ou, « pire », face à un coallaitement, l'entourage ne parvient pas à rester neutre. Chacun a son mot à dire même si la pratique se généralise. Cela dérange, choque, interroge, inquiète, dégoûte. Certaines réactions peuvent être extrêmement violentes.

L'allaitement d'un bébé de plus de 6 mois et encore plus d'un bambin laisse place à tous les fantasmes et vous allez devoir vous armer contre les remarques déplacées qui traduisent une grande méconnaissance du sujet dans notre société : « C'est incestueux »,

« Tu ne couperas jamais le cordon », « Quand comptes-tu arrêter ? », « Il va finir par te mordre », « Tu vas en faire (au choix) un obsédé/un homosexuel »...

Suivant votre personnalité et votre confiance en vous, vous trouverez la patience et l'humour pour vous sortir de ces situations en y répondant de manière éclairée ou par une pirouette. Si vous ne souhaitez pas discuter de cela avec votre entourage, en attendant l'évolution des mentalités, le meilleur moyen est encore d'allaiter discrètement. Expliquez à votre enfant que quand il y a des gens autour, vous ne souhaitez pas qu'il vienne téter sans vous demander votre avis, signifiez-lui que la tétée c'est entre vous deux et que cela ne regarde personne si tel est votre souhait.

L'un des reproches faits aux mamans qui pratiquent l'allaitement long est : « Tu ne lui permets pas de s'autonomiser. » Bien au contraire, l'allaitement long permet un attachement fort et une réponse tout aussi forte aux demandes de l'enfant. Cette sécurité lui permet justement de prendre de l'autonomie car il sait que son ancrage affectif est fort et il a une grande confiance en lui et en vous.

Concernant le reproche inverse qui vous fait culpabiliser de vouloir le garder bébé, sachez qu'il n'est pas possible de forcer un enfant à téter. C'est son choix, son besoin, son envie ou les trois à la fois et personne ne peut l'y forcer.

Le saviez-vous ? Les enfants qui bénéficient d'un allaitement long n'ont souvent pas besoin de tétine puisqu'ils trouvent une grande source de réconfort dans les tétées qui, si elles ne présentent plus un grand intérêt nutritif à un certain moment, restent des moments de grand plaisir sensuel.

Où trouver conseil ?

L'allaitement long est assez mal connu par les pédiatres et autres médecins qui peuvent suivre votre enfant même si de plus en plus d'entre eux se forment et sont informés des bienfaits de l'allaitement long. Essayez de trouver un praticien réceptif à votre manière de faire car la dernière chose dont vous avez besoin est un praticien paternaliste qui va vouloir vous faire arrêter.

Les remarques de l'entourage, mal informé et parfois en manque de bienveillance, peuvent vous miner au quotidien et vous ébranler malgré votre forte envie de maintenir un allaitement long.

Vous aurez peut-être du mal à trouver du soutien et une écoute adaptés à votre situation. Aussi, tournez-vous vers d'autres femmes qui pratiquent l'allaitement long et qui pourront partager leurs expériences avec vous. Vous pouvez vous tourner vers la **Leche League** qui organise des réunions www.lllfrance.org/reunions/trouver-une-reunion

Vous pouvez contacter une antenne du réseau **Solidarilait** : www.solidarilait.org ou appeler l'écoute téléphonique nationale au 01 40 44 70 70 (7j/7).

Témoignages

Pascale, 41 ans – *Maman de trois filles*

Ma mère m'a beaucoup parlé d'allaitement. Elle m'a toujours dit que je n'avais pas tété aussi longtemps qu'elle l'avait voulu.

Pour ma grande, j'ai eu des douleurs en rentrant à la maison et elle ne prenait pas beaucoup de poids ; j'étais suivie dans un Hôpital Ami des Bébés. J'ai eu un rendez-vous avec une conseillère en lactation qui m'a donné des conseils pour les positions et qui m'a dit : « je ne vais pas vous obliger à continuer » et tout s'est réglé tranquillement.

Comment je suis passée à l'allaitement long ? Je n'avais aucune idée arrêtée sur le sujet, je sentais juste que je n'allais pas arrêter.

Mes lectures sur le maternage proximal prônant l'allaitement long jusqu'au sevrage naturel m'ont confortée sur ce chemin.

La pression pour arrêter s'est fait ressentir par l'entourage familial et plus largement. Certaines personnes se sentent autorisées à donner leur avis.

J'ai trouvé du soutien car il y a de plus en plus de mamans qui pratiquent ce type de maternage. J'ai notamment participé à des réunions *via* le réseau *Solidarilait*. Dans ces réunions, tu es très encouragée, tu en ressors reboostée !

Lors de ma grossesse, j'allaitais toujours mon aînée. À la naissance de ma cadette, j'ai coallaité pendant un an même si mon aînée aimait moins le goût du lait, elle aimait téter.
À la naissance de ma dernière, je ne me sentais pas l'énergie de faire un deuxième coallaitement, j'ai demandé à ma fille qui tétait encore d'arrêter et cela s'est fait en douceur.
J'ai totalisé plus de 7 ans d'allaitement en continu, une sacrée aventure.

Ophélie, 37 ans – *Maman d'un garçon de 13 ans et demi et d'une fille de 3 ans et demi*

J'ai allaité mon fils aîné 14 mois, il a maintenant 13 ans et demi et, à l'époque, je n'y connaissais pas grand-chose en allaitement. Il a fait une grève de la tétée et je ne voulais pas l'obliger. Alors pendant 10 ans, je me suis renseignée sur l'allaitement. J'allaite encore ma fille Céleste qui a 3 ans et demi. Je travaille à mon domicile donc c'est pratique. Pour moi, ça fait partie du *continuum* du maternage proximal que je voulais pour ma fille.

Je suis seule avec mes enfants. Autour, c'est assez compliqué, l'allaitement dérange. Une fois alors qu'elle avait moins de 1 an et que je l'allaitais dans la voiture sur un parking, une femme est venue me hurler dessus et m'insulter en disant que ce que je faisais était « dégueulasse ». Dans mon entourage, beaucoup de monde ne comprenait pas ma position, mais, à force de banaliser l'allaitement long, mes proches ont compris.

Au bout de 3 ans et demi d'allaitement, j'estime que j'ai rempli ma mission auprès de ma fille. Cela devient même parfois un peu pesant désormais. Le sevrage approchant, j'appréhende de perdre la magie de l'apaisement immédiat que permet le sein lors d'une émotion ou d'un bobo. Je me forme actuellement avec une association pour devenir marraine d'allaitement.

Anissa, 24 ans – *Maman d'un petit garçon et enceinte*

J'ai toujours su que je voulais être maman très jeune. J'ai eu mon fils à 21 ans et je n'ai pas hésité une seconde à l'allaiter. Pour mon compagnon et moi, c'était une évidence. J'ai été bien conseillée par ma belle-famille les premiers temps de l'allaitement. Au début, je pensais lui donner le sein six ou huit mois mais ça se passe si simplement que nous avons décidé de continuer. Mon fils a maintenant presque trois ans et il vient régulièrement dans la journée me demander à téter. Je ne travaille pas en ce moment donc ça ne me gêne pas du tout, nous gardons ce lien très fort. Ça me paraît d'autant plus important que je suis enceinte et que dans quelques mois un nouveau bébé viendra agrandir la famille. J'aime bien l'idée que mon fils trouvera toujours refuge au sein et que cela calmera peut-être une certaine jalousie qui peut s'instaurer dans une fratrie.

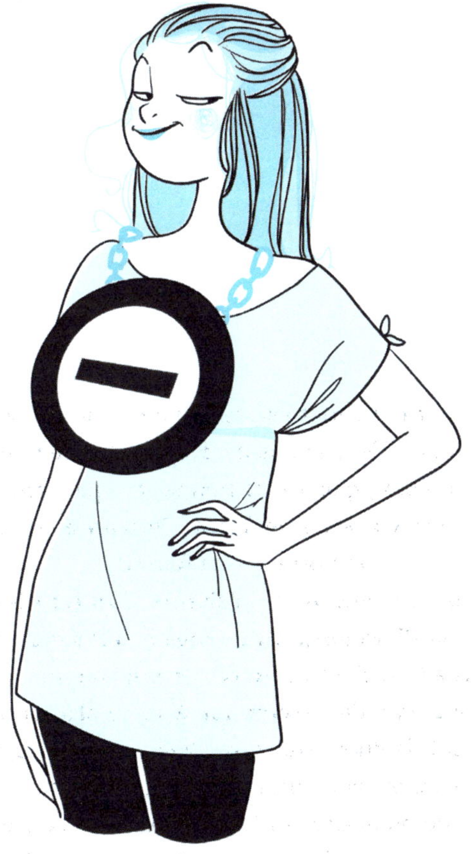

Acte 10

Le sevrage

Tout allaitement qui débute se termine par un sevrage, qu'il soit naturel ou induit. C'est à vous de décider, idéalement en accord avec votre conjoint, quel est le moment le plus opportun de le faire pour vous, votre vie de famille, votre vie professionnelle et votre vie de femme.

C'est à vous de dire que votre allaitement vous satisfera s'il dure un mois ou s'il va jusqu'au sevrage spontané de l'enfant.

Ce n'est pas à la société de vous imposer une durée minimum ou une date de péremption à votre allaitement.

Quelle que soit la durée de votre allaitement, il s'agit d'un plus que vous avez offert à votre enfant pour son futur. Entre la simple tétée de bienvenue et l'allaitement d'un enfant de 3 ans, il y a un monde mais, pourtant, le fond reste le même, l'allaitement est un bénéfice.

Comprendre le sevrage

Le sevrage peut être vécu de manières très différentes. Certaines femmes en sont heureuses, d'autres nostalgiques, d'autres soulagées, d'autres tristes... C'est la fin d'une histoire, la fin d'un moment de vie commencé au début de la grossesse. C'est aussi le début d'une indépendance toute nouvelle pour vous et votre enfant qui grandit et s'autonomise. L'enfant également pourra le vivre de manières complètement différentes suivant son âge et son attachement au sein maternel.

Qu'est-ce que le sevrage naturel ?

Le sevrage naturel est le sevrage décidé par l'enfant. Il intervient à partir de l'âge de 2 ans (et jusqu'à 6 ans). Un enfant qui se détourne du sein seul avant cet âge n'implique pas un sevrage naturel. Il s'agit alors d'un élément extérieur qui est venu interférer dans votre allaitement. Cela peut être par exemple la prise du biberon, le changement de goût du lait pendant une grossesse, un nouveau parfum appliqué sur votre peau... Si vous souhaitez continuer à l'allaiter à ce moment-là, il faudra trouver les raisons de cette grève de la tétée (page 57) et y remédier.

Êtes-vous prête à le sevrer ?

Vous avez décidé de sevrer votre enfant et personne ne devrait vous le reprocher. Cependant, envisagez tout de même ce sevrage calmement et faites le point avec vous-même. Vous sentez-vous prête ? En avez-vous vraiment envie ? Si la réponse est non, il est peut-être possible de trouver des solutions pour continuer à allaiter. La reprise du travail n'implique pas fatalement un sevrage, un voyage sans votre bébé ou une hospitalisation non plus. Ces situations et bien d'autres engendrent quelques aménagements certes, mais ils sont envisageables.

Pourquoi insister sur votre envie ? Parce que si vous n'avez pas envie de sevrer, parce que si c'est une obligation ou quelque chose que vous vivez comme tel, le sevrage aura toutes les chances d'être bien plus compliqué. Plus compliqué pour vous qui le faites à contrecœur et plus compliqué pour votre bébé qui sent bien ce qui se passe.

Comment mettre en place le sevrage ?

Plus votre sevrage sera rapide, plus vous risquez d'en subir les inconvénients. Il est donc conseillé d'anticiper la chose pour que cela se déroule au mieux et que votre corps ait le temps d'aller à son rythme, mais vous pouvez tout à fait sevrer plus rapidement si besoin. Comme pour tout ce qui concerne l'allaitement, c'est à vous de jauger ce qui correspond le mieux à votre cas.

Pour commencer le sevrage, il vous suffit de supprimer une tétée et de la remplacer par un biberon de lait artificiel (voir Bien continuer son allaitement, page 139, et Allaiter et travailler, page 187). Une fois que votre corps a bien assimilé le changement, vous pouvez supprimer une autre tétée. Même si vous êtes pressée, essayez tout de même d'espacer les suppressions de trois jours. Une période d'une à deux semaines représente un laps de temps qui semble bien convenir pour une transition en douceur.

Quand il vous reste les tétées du soir et du matin, à vous de choisir laquelle vous voulez garder en dernier. La tétée du matin permet de commencer la journée avec un petit câlin agréable et soulage les seins, la tétée du soir aide souvent votre enfant à s'endormir plus facilement.

Le sevrage ne se passe pas de la même façon selon l'âge de votre bébé. Les six à huit premières semaines, votre bébé pose peu de souci et ne fait pas le difficile. Ensuite, il peut montrer son désaccord et refuser le lait artificiel ou le biberon.

Le sevrage vers 8-9 mois peut également se révéler plus difficile pour le bébé qui s'autonomise énormément avec ses premiers déplacements, la position debout et qui, paradoxalement, doit faire face aux angoisses de séparation.

Un bambin qui marche et qui parle peut signifier de manière très claire son refus d'être sevré et son attachement au sein.

Dans tous les cas, parlez à votre enfant et expliquez-lui vos raisons.

Le plus de la sage-femme

Quel que soit l'âge de votre enfant, vous pouvez commencer à lui parler de votre décision de sevrage plusieurs jours avant. Et jour après jour vous lui redites : « Dans une semaine, je te donnerai ta dernière tétée, et ensuite tu boiras le lait au biberon. »
Le lendemain : « Dans six jours, je te donnerai ta dernière tétée, et ensuite tu boiras le lait au biberon », etc.

Même si l'enfant ne comprend pas les mots comme nous, les adultes, les comprenons, il comprend parfaitement bien « l'intention » que ces mots véhiculent.
À essayer...

Les problèmes classiques que vous pouvez rencontrer :

- Votre bébé n'apprécie pas le lait artificiel. Cela peut être d'abord un problème de température. Testez différentes températures : ambiante, tiède, chaude... Il peut s'agir du goût. Vous pouvez essayer un autre lait ou mélanger du lait maternel à du lait artificiel. Si votre bébé boit 120 ml, préparez par exemple 30 ml d'eau et une dosette de lait et vous y ajoutez 90 ml de lait maternel. Si cela lui convient mieux, continuez ainsi en diminuant chaque fois la quantité de lait maternel pour finir par le supprimer complètement.
- Votre bébé refuse la tétine du biberon. Choisissez une tétine la plus proche de la forme du sein. Chauffez-la sous l'eau chaude pour l'assouplir avant de la donner à votre bébé. Essayez aussi différentes textures : latex ou silicone.

- Votre bébé refuse son biberon. Faites-le donner par une autre personne car s'il sent le lait à proximité, il préférera sûrement une tétée et ne comprendra pas pourquoi vous lui proposez autre chose. N'hésitez pas à sortir de chez vous lorsque le papa ou une tierce personne fait cette tentative de biberon.
- Vos seins sont très tendus quand vous faites disparaître une tétée. Si vous le pouvez, prenez une douche chaude, videz vos seins manuellement et massez-les. Tirez du lait très modérément. Buvez un peu moins le jour où vous supprimez une tétée.
- Vous avez beaucoup de fuites quand vous ôtez une tétée. Changez régulièrement vos coussinets. Vous pouvez appuyer sur le mamelon pour stopper l'écoulement.
- Certains bébés ne mangent rien durant des journées complètes en attendant leur tétée. Ne vous inquiétez pas, cette grève de la faim se règle en général au bout de quelques jours et tout comme il peut jeûner la nuit, il ne risque rien à le faire la journée.
- Pour éviter les vergetures, hydratez bien vos seins car ce sont les changements de volume qui peuvent les faire apparaître.

Le plus de la sage-femme

La nature étant bien faite, il existe un facteur qui inhibe (empêche) la fabrication de lait supplémentaire lorsque le sein est très tendu. Donc ne cherchez surtout pas à vider vos seins s'ils sont trop pleins lors du sevrage. N'utilisez le tire-lait qu'avec parcimonie (si cela devient trop tendu à votre goût, ou douloureux) et rassurez-vous en sachant que lorsque le sein est tendu, cela met en route un système d'arrêt de la lactation. Donc exactement ce que vous souhaitez.

Astuce

En cas de tire-allaitement, ne vous posez pas de question, le processus est le même. Supprimez les tétées une par une avec plusieurs jours d'écart. Si vous sentez que votre corps a un peu de mal et que vos seins semblent trop pleins, exprimez un peu de lait manuellement et soulagez-vous sous une douche bien chaude.

Si votre bébé était allaité exclusivement, ses selles vont se modifier avec la prise de lait artificiel. Elles seront plus odorantes (on peut même dire malodorantes) et elles vont changer de couleur. Ne soyez pas inquiète si vous vous trouvez face à une couche bicolore, c'est tout à fait normal !

La vraie fin de l'allaitement

Vous donnerez peut-être votre dernière tétée sans savoir qu'il s'agissait de votre dernière tétée. Vous pouvez aussi en faire un moment un peu particulier en choisissant un jour précis. Prévenez votre bébé qu'il s'agit de votre dernière tétée, que vous avez partagé un bel allaitement tous les deux et qu'il touche à sa fin. C'est le moment d'en profiter encore une fois, de se concentrer sur les sensations et la douceur de ce partage.

Le lait va diminuer de manière progressive. À chaque tétée de moins, votre corps produit moins et la régulation va se faire sur quelques jours. Plus vous prenez le temps de sevrer votre bébé sur la durée, moins cela sera inconfortable pour vous.

Le lait peut continuer à sortir quand on presse le mamelon pendant plusieurs semaines, voire plusieurs mois. Après un allaitement, la glande peut rester fonctionnelle et fabriquer du lait pendant plusieurs années.

Le plus de la sage-femme

Et si le sevrage est allé un peu trop vite et que vous avez des regrets, pourquoi ne pas conserver une « tétée-câlin » ou deux, juste pour le plaisir de vous retrouver tous les deux après une journée de travail ou le week-end ? Cette « tétée-câlin » apportera sans doute peu de lait (vous compléterez avec le biberon de lait artificiel), mais plein de tendresse à la place.

Conclusion

En guise de conclusion, je voulais vous offrir mon témoignage de maman allaitante parce que au travers de mes trois allaitements, j'ai vécu de belles et intenses émotions.

Mon premier allaitement a été très simple et heureusement car personne ne m'a aidée pour la mise au sein en salle de naissance ni par la suite. J'ai allaité six mois et demi et j'ai continué à allaiter en mixte à la reprise du travail. J'avais beaucoup de lait, j'ai donc tiré mon lait pendant plusieurs mois et j'ai la fierté d'avoir donné plusieurs litres de lait au lactarium de Paris.

Ma fille cadette est née prématurée à 7 mois de grossesse. Je n'ai pas pu lui donner la tétée de bienvenue, mais elle a été mise au sein dès son premier jour. Elle ne tétait presque pas au début, mais avec le soutien des infirmières de néonat', j'ai réussi à mettre en place un allaitement tout en tirant mon lait qu'elle recevait *via* une sonde ou que je donnais au lactarium. Ça m'a paru long et parfois décourageant, mais une fois de retour à la maison l'allaitement s'est lancé parfaitement. À 3 mois, une bronchiolite sévère l'a conduite en réanimation. Son état était critique. J'ai recommencé à tirer mon lait en me disant que si elle sortait de ce coma, elle allait avoir besoin de mon lait pour se remettre au plus vite. Je croyais en elle et en sa force de vie. Après sa sortie du coma, je lui ai donné mon sein dès que j'ai pu. Elle l'a tété goulûment malgré sa grande fatigue. Au total, je l'ai allaitée 11 mois.

Pour ma benjamine, l'allaitement a été d'une simplicité rare, si ce n'est que j'ai découvert les crevasses car elle tétait énormément les premiers jours. J'ai donné le sein à chaque signe d'éveil et, au bout de trois jours, elle avait repris son poids de naissance.

Mes trois sevrages se sont passés en douceur. J'ai prévenu mes enfants avant, nous avons profité de notre dernière tétée et ils n'ont plus jamais cherché ou réclamé le sein ensuite.

Mes enfants aiment beaucoup que je leur raconte comment je leur donnais le sein, c'est comme si en leur donnant mon lait, je leur avais aussi donné de la confiance en eux.

Annuaire

Nous vous proposons ici les coordonnées qui pourront vous être utiles tout au long de votre allaitement.

L'Association française des consultantes en lactation (AFCL)

Pour vous aider à trouver une consultante en lactation près de chez vous : http://consultants-lactation.org/

L'Association des lactariums de France (ADLF)

26, boulevard Brune

75014 Paris

http://sdp.perinat-france.org/ADLF/index.php

Lactarium de Paris

26, boulevard Brune

75014 Paris

Tél. : 01 40 44 39 14

La Cofam (Coordination française pour l'allaitement maternel)

œuvre à la protection et au soutien de l'allaitement maternel :

- pour les femmes qui souhaitent allaiter et qu'elles puissent le faire le temps qu'elles veulent ;
- pour les professionnels qui accompagnent les mères et les enfants.

www.coordination-allaitement.org/

La Leche League

est une association internationale de soutien à l'allaitement. Vous pouvez retrouver son antenne française qui existe depuis 1979 sur www.lllfrance.org

Vous y retrouverez notamment des publications proposant des informations vérifiées sur l'allaitement.

La Leche League est également un réseau de soutien qui propose des rencontres locales de soutien avec des conseillères.

SOS Allaitement

0 800 400 412 ; Lun.-ven. 19 h-22 h, week-ends et jours fériés 10 h-20 h.

Solidarilait

est un réseau d'associations, de parents et de professionnels de santé concernés par l'allaitement maternel et l'accueil de l'enfant.
Il s'agit d'un système d'écoute nationale qui propose des réunions et activités diverses au sein de ses antennes.

www.solidarilait.org

Sites de location de tire-lait

- www.suckle.fr – Tél. : 04 72 70 47 98 – Le prix de la location ne dépasse pas le prix remboursé par la Sécurité sociale.
- www.grandir-nature.com – Tél. : 0 800 622 833 (n° Vert) – Le prix de la location ne dépasse pas le prix remboursé par la Sécurité sociale.

Index